RUNTER MIT DEM CHOLESTERIN

PROF. DR. MED. ULRICH LAUFS

Stiftung Warentest

INHALTS-
VERZEICHNIS

Erklärung der Symbole

Jede farbige Textpassage bietet Ihnen spannende und besonders wissenswerte Zusatzinformationen. Diese Symbole zeigen Ihnen, was Sie hier erwartet.

- Gut zu wissen
- Achtung!
- Verblüffendes
- Eine kurze Anleitung
- Aus der Forschung

CHOLESTERIN IST NICHT GLEICH CHOLESTERIN

Ein erhöhter Cholesterinspiegel bleibt oft lange unbemerkt – kann aber die Gefäße dauerhaft schädigen. Erfahren Sie, was Ihre Blutfettwerte bedeuten und wie Sie Ihr Risiko senken und Folgeerkrankungen vermeiden können.

Sie können mehr tun als Sie denken

Bei einem erhöhten Cholesterinspiegel, geht es vor allem darum, Ihre Gefäßgesundheit zu schützen.

Runter mit dem Cholesterin! Wenn Sie dieses Buch lesen, ist vermutlich genau das Ihr Wunsch. Vielleicht wissen Sie schon länger, dass Ihre Cholesterinwerte erhöht sind, und Sie möchten das Problem nun endlich angehen. Oder Sie wurden erst vor Kurzem mit der Diagnose erhöhter Cholesterinwerte oder gar ersten nachgewiesenen Ablagerungen (Plaques) konfrontiert und fragen sich nun, was das für Sie bedeutet. Vielleicht wurde Ihnen auch ein Medikament zur Cholesterinsenkung empfohlen und Sie möchten mehr zum Thema erfahren. Wahrscheinlich wissen Sie bereits, dass ein erhöhter Cholesterinspiegel mit gefährlichen Risiken für Ihre Gesundheit verbunden ist. Das kann Angst machen. Zu Beginn soll es daher zunächst darum gehen, einen klaren Blick auf das Problem zu werfen. Denn, um es schon mal vorwegzunehmen: Erhöhte Cholesterinwerte sind kein Grund zur Panik, sollten aber unbedingt ernst genommen werden. Sie können aktiv etwas dafür tun, um wieder in die Balance zu kommen. Welche Möglichkeiten Sie haben, werde ich Ihnen in diesem Buch erklären.

Beginnen wir mit einem ehrlichen Blick auf die Risiken. Dieser ist wichtig, einerseits, damit Sie umfassend informiert sind, andererseits auch aus einem eher psychologischen Grund: Erhöhtes Cholesterin tut nämlich nicht weh. Nun liegt es aber in der menschlichen Natur, dass wir ein Problem oft erst dann ernst nehmen, wenn es wehtut oder mit anderen Beschwerden und Einschränkungen verbunden ist. Ist ein Problem hingegen unsichtbar und spürt man es nicht, kostet es uns viel mehr Überwindung, aktiv zu werden, selbst wenn wir rein rational längst wissen, was gut für uns wäre. Daher starten wir hier mit einer vielleicht schockierenden Tatsache: Herz- und Gefäßkrankheiten sind in Deutschland die häufigste Ursache für vorzeitiges Versterben, vor allem durch Herzinfarkt, Herzmuskelschwäche und Schlaganfall. Und zwar für Frauen und Männer. Im weiteren Verlauf werde ich noch genauer auf diese Risiken eingehen. An dieser Stelle sollten Sie diese Information aber erst mal sacken lassen und sich dann erlauben, etwas genauer hinzuschauen. Denn natürlich spielt es hier eine Rolle, dass erhöhte Cholesterinwerte und die damit verbundenen Erkrankungen sehr weit verbreitet sind. In der Medizin gibt es sicher noch gefährlichere Diagnosen, die aber deutlich weniger Menschen betreffen, sodass sie sich statistisch weniger stark auswirken. Fürs Cholesterin gilt: Viele Menschen sind betroffen. Dies ist gesamtgesellschaftlich ein Problem, für Sie persönlich hat es aber auch einen Vorteil, denn Cholesterin ist sehr gut erforscht. Es gibt wirksame, erprobte Medikamente (siehe ab Seite 87), zudem ist gut bekannt, welche Lebensstilfaktoren eine Rolle spielen und wie sich diese günstig beeinflussen lassen.

Für Ihre Motivation ist es ratsam, die Perspektive einmal zu wechseln. Denn man könnte es auch so formulieren: Wer Herz- und Gefäßerkrankungen gezielt vorbeugt und seine Cholesterinwerte in den Griff bekommt, setzt damit den größten Risiken für vorzeitiges Versterben etwas entgegen und erhöht so die Chancen auf ein möglichst langes und gesundes Leben. Es lohnt sich also, die Sache jetzt anzugehen! Erhöhte Werte bedeuten nicht automatisch Krankheit. Sie sind aber ein Signal, möglichst frühzeitig gegenzusteuern. Häufig reichen schon kleine Veränderungen im Alltag, etwa mehr Bewegung und eine gesunde Ernährung, um das Risiko für Herz-Kreislauf-Erkrankungen zu reduzieren. Für andere Situationen helfen Medikamente. Hier stehen verschiedene Wirkstoffe zur Verfügung, deren Besonderheiten man als betroffene Person kennen sollte. Genau dabei möchte ich Sie unterstützen. Das Ziel lautet also Aufklärung und Unterstützung bei positiven Veränderungen.

Hohes Cholesterin tut nicht weh

Der erste Schritt für Sie besteht nun darin, das Problem mit erhöhten Cholesterinwerten zu verstehen. Das beginnt mit der Frage, was Cholesterin eigentlich ist. Die meisten Menschen verbinden damit nichts Gutes, denn häufig wird erst über Cholesterin gesprochen, wenn es zur Gefahr wird. Doch Cholesterin ist ein lebenswichtiger Naturstoff. Es handelt sich um ein Lipid, so der Fachbegriff für Fett, welches unser Körper beispielsweise für den Aufbau von Zellmembranen benötigt. Ein Teil stammt aus der Nahrung, der Großteil aber wird in der Leber und unseren Körperzellen selbst produziert. Cholesterin ist nicht wasserlöslich. Es löst sich nur in Fetten oder Ölen. Daher braucht der Körper spezielle Transportvehikel wie Lipoproteine aus Fett und verschiedenen Eiweißen (Proteinen), um Cholesterin im Blut zu bewegen. Während Cholesterin für viele Körperfunktionen unverzichtbar ist, führt ein Zuviel an der falschen Stelle zur Schädigung der Gefäße durch Verkalkungen. Das gilt vor allem für das sogenannte LDL-Cholesterin im Blut, im Volksmund auch als „schlechtes Cholesterin" bezeichnet.

Dass es sich bei Cholesterin um ein Fett handelt, das nicht per se schlecht ist, trägt auch zur Erklärung bei, warum wir erhöhte Werte nicht „merken". Während eines Großteils der menschlichen Evolutionsgeschichte gab es für Menschen eine viel größere Gefahr als Herz-Kreislauf-Erkrankungen, nämlich das Risiko, aufgrund von Nahrungsmangel zu verhungern. Diejenigen, die besser Fett und Cholesterin aufnehmen und speichern konnten, hatten größere Überlebenschancen, vor allem in Zeiten von Kälte, Hunger und körperlicher Belastung. Daher haben sich Gene durchgesetzt, die den Aufbau von Fettzellen und hohem Cholesterin begünstigen.

ERST EIN ZUVIEL BEDEUTET EIN RISIKO. Es kommt also auf die Cholesterinwerte wie LDL, HDL und Triglyceride an. Sie geben Hinweise auf das Risiko für Herz-Kreislauf-Erkrankungen. Es ist wichtig, dass Sie Ihre Werte kennen und regelmäßig kontrollieren lassen. Eine einfache Blutuntersuchung reicht dazu aus.

Evolutionär war Cholesterin also ein Vorteil, kein Risiko. Vielleicht haben wir auch daher kein Schmerzempfinden in unseren Blutgefäßen. Zigarettenrauchen, hohes Cholesterin, hoher Blutdruck oder Verkalkungen tun uns nicht weh, das heißt, Schmerzreize, die Warnsignale des Körpers, stehen hier biologisch nicht zur Verfügung. Erst wenn die Gefäße so krank sind, dass unsere Organe geschädigt werden, kommen die Beschwerden wie zum Beispiel Atemnot bei Belastung, Brustschmerzen oder Schmerzen in den Beinen beim Gehen hinzu. Um es etwas drastischer auszudrücken: Aus Sicht der Evolution war es vermutlich schlicht und einfach egal, wenn ein Vertreter unserer Gattung mit 60 oder 70 Jahren einen Herzinfarkt bekam (da dieses Alter ohnehin selten erreicht wurde). Viel wichtiger

WIE ABLAGERUNGEN ENTSTEHEN

Die Plaques in den Blutgefäßen entstehen über viele Jahre hinweg. Es gilt zu handeln, bevor der Blutfluss gestört wird.

GEFÄSSVERKALKUNG

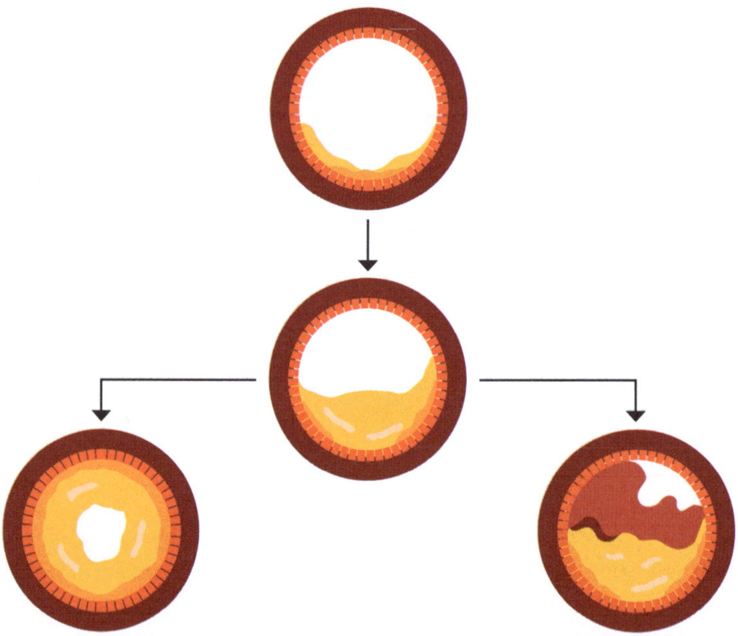

DURCHBLUTUNGSSTÖRUNGEN

Durch die Gefäßverkalkungen verengt sich zunehmend der Hohlraum im Innern der Arterien (Lumen). Kommt es zu einer hochgradigen Verengung, fließt immer weniger Blut durch die Arterien und es entstehen Durchblutungsstörungen.

PLAQUE-RUPTUR

Es kann auch zu einer Plaque-Ruptur kommen. Das heißt, eine Plaque platzt und verursacht eine Wunde im Gefäß. Auf diese Wunde lagert sich ein Blutkuchen (Thrombus), durch den das Gefäß plötzlich verschlossen wird. Das kann zum Beispiel zu einem Herzinfarkt führen.

waren Gene, die der Fortpflanzung im jungen Alter und dem Überleben der Kinder dienten, etwa solche, die einer jungen Frau im Winter auch bei Hunger das Stillen und damit die Versorgung eines Neugeborenen mit Lipiden erleichtert haben. Diese evolutionsbiologischen Überlegungen können vielleicht auch erklären, warum die Familiäre Hypercholesterinämie (siehe Seite 46) so häufig ist.

Kommen wir zum eigentlichen Problem, das mit Cholesterin einhergeht, der Gefäßverkalkung: Atherosklerose, als häufiges Krankheitssymptom ist ein Phänomen des etwas höheren Lebensalters und damit eine sehr neue Erscheinung in der Evolution.

ZUM VERSTÄNDNIS: Arteriosklerose und Atherosklerose werden im allgemeinen Sprachgebrauch häufig gleichbedeutend verwendet. Genau genommen ist Arteriosklerose aber ein Überbegriff. Dieser bezeichnet allgemein eine Verhärtung (Sklerose) und Verdickung der Arterien (Arterio-). Die Atherosklerose ist eine Unterform, und zwar die häufigste. Dabei lagern sich Cholesterin, Fette, Kalk und Zellreste in der innersten Schicht der Arterienwand ab.

Heute stellen Herz- und Gefäßkrankheiten, medizinisch „kardiovaskuläre Krankheiten" genannt, weltweit die häufigsten Ursachen für Einschränkungen der Lebensqualität dar. Während über Jahrtausende Infektionskrankheiten die wichtigsten Todesursachen für den Menschen waren, versterben nach Angabe der Weltgesundheitsbehörde (WHO) seit einigen Jahren weltweit mehr Menschen an den Folgen der Atherosklerose. Diese Erkrankung entwickelt sich oft über Jahre unbemerkt. Doch sie kann plötzlich lebensbedrohlich werden – etwa durch einen Herzinfarkt oder Schlaganfall. Sie ist damit eine stille Gefahr, der wir aber etwas entgegensetzen können.

So entsteht Atherosklerose

Gefäßverkalkung ist ein komplexer jahrelanger Prozess, bei dem sich Cholesterin und andere Substanzen in den Wänden der Arterien ansammeln. Cholesterin spielt dabei eine zentrale Rolle, insbesondere, wenn bestimmte Werte dauerhaft erhöht sind. So kann ein Überschuss an Cholesterin, vor allem des „schlechten" LDL-Cholesterins, langfristig zur Bildung von Plaques in den Arterien führen, zur Gefäßverkalkung. Der Prozess der Atherosklerose beginnt oft mit kleinen Schäden an der inneren Auskleidung der Arterien, dem sogenannten Endothel. Diese hauchdünne Zellschicht wirkt wie eine Schutzfolie. Sie ist ein aktiver Teil unseres Gefäßsystems und reguliert zum Beispiel den Blutfluss, die Blutgerinnung und die Aufnahme von Stoffen in die Gefäßwand. Ist das Endothel gesund, schützt es die Gefäße. Wird es durch Faktoren wie hoher Cholesterinspiegel, Rauchen, hoher Blutdruck oder chronische Entzündungen geschädigt, verliert das Endothel seine Schutzfunktion.

Gesunde Endothelzellen verhindern, dass sich Entzündungszellen anlagern. Die Endothelschicht kann man mit der Teflonbeschichtung in einer Bratpfanne vergleichen: Solange sie glatt ist, bleibt nichts haften (siehe Seite 13). Wenn die Teflonschicht aber zerkratzt und aufgeraut ist, haftet der Inhalt der Pfanne an. Ähnlich bleiben Entzündungszellen an kranken Endothelzellen haften und wandern dann durch die Endothelschicht in die Gefäßwand ein. Die Schädigung des Endothels führt auch zum vermehrten Eindringen und zur Ansammlung von „schlechtem" Cholesterin in die Arterienwand. Schlecht meint hier das Cholesterin, das vom Low-Density-Lipoprotein transportiert wird. Dafür steht die bekannte Abkürzung LDL (siehe Seite 24). Die Entzündungszellen (weiße Blutkörperchen, Leukozyten genannt) versuchen, das überschüssige Cholesterin „aufzuräumen", indem sie es aufnehmen. Wenn zu viel Cholesterin in der Gefäßwand ist, „überfressen" sie sich und werden zu sogenannten Schaumzellen, die weitere Entzündungsreaktionen auslösen. Ein Teil der Schaumzellen schafft es nicht zurück in den Blutkreislauf und geht vor Ort zugrunde. Hierdurch entstehen die ersten Einlagerungen und Verdickungen, die wiederum zur weiteren Einwanderung von weißen Blutkörperchen führen. Es entsteht ein Teufelskreis, der zu immer weiteren cholesterinreichen Ablagerungen in der Gefäßwand führt. Aufgrund der wichtigen Beteiligung der Entzündungszellen spricht man bei der Atherosklerose auch von einer „stillen" oder „sterilen" Entzündung, fachsprachlich Inflammation genannt.

Die Ablagerungen, die entstehen, werden als Plaques bezeichnet. Wenn der Prozess nicht aufgehalten wird, verhärten sie sich im Laufe der Zeit in den Arterien unter anderem durch Einlagerung von Calciumsalzen und anderen mineralischen Substanzen. Die Folge: Die Arterienwand verdickt und versteift. Atherosklerose ist aus zwei Gründen gefährlich: Zunächst verengen Plaques die Gefäße, was zu einer Reduktion des Blutflusses durch die Gefäße führt. Es kommt zu einer Minderversorgung der Organe, die geschädigt werden. Darüber hinaus können atherosklerotische Plaques einreißen oder aufplatzen (medizinisch: Plaque-Ruptur). Das Gerinnungssystem erkennt die Verletzung und bildet ein Blutgerinnsel (Thrombus), welches das Gefäß vollständig verschließen kann. Dies kann zum Beispiel in den Blutgefäßen des Herzens einen Herzinfarkt verursachen. Ein Thrombus kann sich auch lösen und an anderer Stelle im Körper ein Gefäß verschließen, was beispielsweise einen Schlaganfall auslösen kann. Deshalb ist es entscheidend, die Entstehung und das Fortschreiten von Atherosklerose zu verhindern, sodass bereits vorhandene Plaques nicht zunehmen oder rupturieren.

Die Gefahr liegt bei den Plaques

Die Plaques genannten Ablagerungen sind das zentrale Problem, wenn es um die Risiken eines erhöhten Cholesterinspiegels geht. Man unterscheidet zwischen stabilen und instabilen Plaques, weil sie unterschiedlich gefährlich sind: Instabile Plaques haben eine dünne Bindegewebskappe (Faserkappe), können leicht aufbrechen und sind die Hauptursache für akute Herzinfarkte und Schlaganfälle. Stabile Plaques hingegen haben eine dickere Faserkappe. Sie können die Gefäße zwar verengen, führen aber seltener zu akuten Ereignissen. Betrachten wir noch genauer, wie der Aufbau der atherosklerotischen Plaques sich unterscheiden kann:

STABILE PLAQUES, die „ruhigen" Ablagerungen, sind durch eine dickere Bindegewebsschicht (Kappe) zum Gefäßinneren gekennzeichnet. Diese schützt das Innere der Plaques und verhindert, dass sie aufbricht. Die stabilen Plaques enthalten weniger Cholesterin und weniger Entzündungszellen. Sie wachsen allmählich und verengen die Arterie über viele Jahre. Da sie selten plötzlich aufbrechen, besteht eine geringere Gefahr für akute Ereignisse wie Herzinfarkte. Solche stabilen Plaques führen aber zu einer chronischen Durchblutungsstörung, zum Beispiel Angina pectoris (Brustenge, etwa beim Treppensteigen). Wenn die Blutversorgung von Organen gefährdet ist oder regelmäßige Beschwerden bestehen, kann in vielen Fällen durch eine Aufdehnung und Einlage einer Gefäßstütze, eines Stents, geholfen werden. Bei Durchblutungsstörungen am Herzen erfolgt dies durch eine Herzkatheteruntersuchung.

2 INSTABILE PLAQUES, die „gefährlicheren" Ablagerungen sind dagegen durch eine dünne Kappe charakterisiert. Diese kann leichter einreißen oder aufplatzen. Diese Plaque-Ruptur kann dann zur Wunde im Gefäß mit nachfolgender Thrombose und inneren Komplikationen führen. Das Gerinnsel kann das Gefäß plötzlich komplett verstopfen – mit einem Herzinfarkt oder Schlaganfall als Folge. Instabile Plaques enthalten viel Cholesterin. Der Kern ist besonders „weich" und lipidreich. Dies führt unter anderem zu einer Aktivierung von Abwehrzellen, die aggressive Substanzen freisetzen, welche die Kappe angreifen und instabil machen. Ein akuter Gefäßverschluss ist lebensbedrohlich. Bei Verdacht muss ein Notarzt gerufen werden, damit im Krankenhaus möglichst schnell Maßnahmen ergriffen werden können, um das Gefäß wieder zu öffnen.

Die gute Nachricht ist: Neuere Studien haben bewiesen, dass es möglich ist, instabile Plaques zu stabilen Plaques zu machen. Die Senkung des LDL-Cholesterinspiegels spielt dabei eine zentrale Rolle. Durch moderne Verfahren der Bildgebung, insbesondere dem intravaskulären Ultraschall, der optischen Kohärenztomografie (OCT) und der Computertomografie ist belegt, dass über die Zeit durch eine wirksame Cholesterinsenkung instabile zu stabilen Plaques werden. Diese positiven Effekte können auch durch körperliches Ausdauertraining erreicht und verstärkt werden (siehe ab Seite 126).

Ein niedriger Cholesterinspiegel wirkt sich also in dreifacher Hinsicht positiv auf die Entstehung und Entwicklung von Gefäßverkalkungen aus: Erstens wird die Bildung neuer Plaques reduziert, zweitens wird das Fortschreiten bereits bestehender Plaques gehemmt, was das Risiko für Durchblutungsstörungen der Organe senken kann, und drittens lässt sich durch einen günstigen Cholesterinwert auch die Zusammensetzung der positiven Plaques beeinflussen. Sie können stabilisiert werden und brechen seltener auf, was wiederum die Gefahr akuter Gefäßverschlüsse verringert. Das Risiko für einen Herzinfarkt oder Schlaganfall sinkt deutlich.

JE FRÜHER, DESTO BESSER! Der Prozess der Atherosklerose lässt sich aufhalten und in frühen Stadien sogar teilweise rückbilden. Hilfreich sind Rauchstopp, Bewegung und gezielte medizinische Unterstützung, vor allem durch Senkung des LDL-Cholesterins, etwa mit Statinen (siehe Seite 95).

STABILE UND INSTABILE PLAQUES

Ablagerungen können zu erheblichen Problemen in den Gefäßen führen. Doch es ist ein Unterschied, ob diese stabil oder instabil sind.

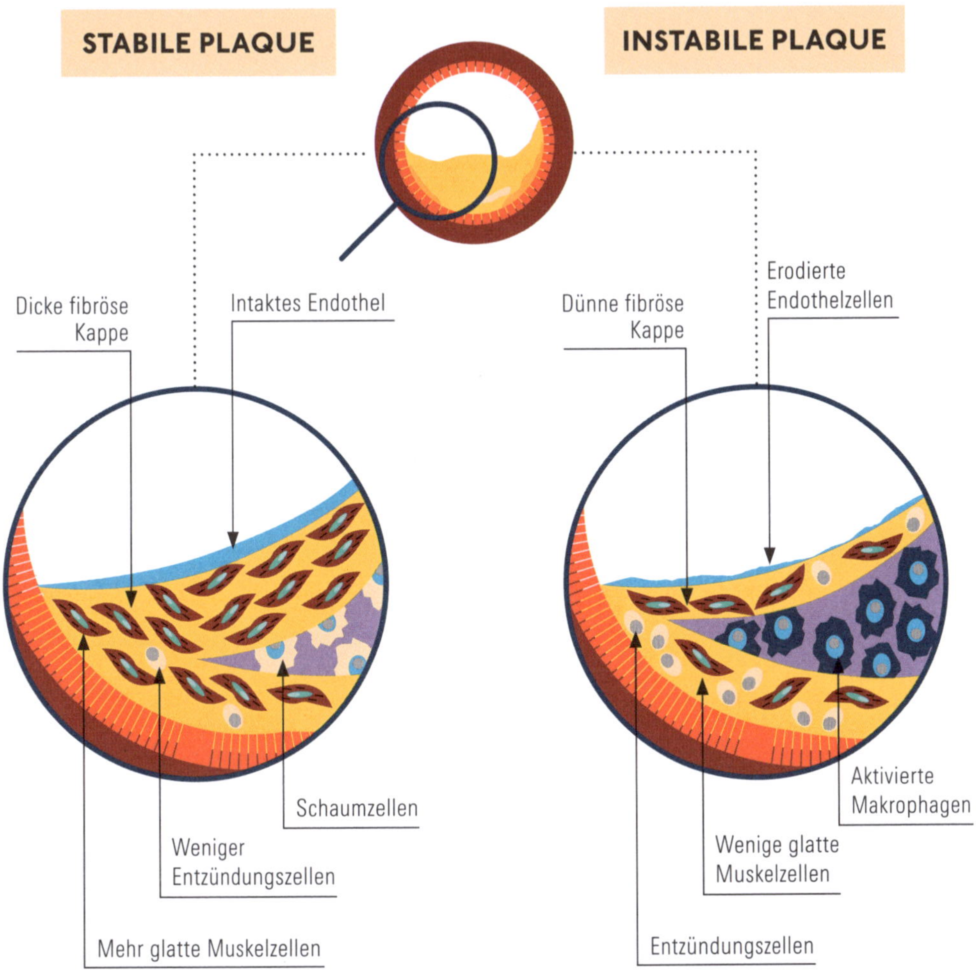

Die Investition in Ihre Gefäßgesundheit lohnt sich

Aber es geht mir nicht darum, Panik zu verbreiten. So erschreckend die Risiken sind, liegt in der Erkenntnis derselben immer auch die große Chance für Ihre Gesundheit, wenn Sie aktiv dagegen vorgehen. Denn für die meisten von uns geht es letztlich nicht um theoretische Überlegungen oder Zahlen auf einem Laborzettel, sondern um die Frage, wie wir möglichst gesund und möglichst lange leben können. Dabei ist nicht allein das erreichte Lebensalter von Interesse, sondern vor allem die Lebensqualität. Neben einer ausreichenden körperlichen Leistungsfähigkeit und Schmerzfreiheit wünschen wir uns im Alter möglichst lange selbstständig zu bleiben und geistig fit zu sein. Der wichtigste Schlüssel für dieses Ziel ist die Gesundheit unserer Blutgefäße. Kranke Gefäße verursachen direkte Schäden, wie zum Beispiel Herzinfarkt und Schlaganfall, sowie weniger bekannte Probleme wie etwa Erektionsstörungen, Demenz oder Einschränkungen der Sehkraft und zahlreiche indirekte Schäden. Hinzu kommt: Praktisch alle Krankheiten verlaufen bei Personen mit kranken Gefäßen schlechter als bei „Gefäß-Gesunden". Beispiele hierfür sind Tumorerkrankungen, Verletzungen oder die Alzheimer-Demenz. Daher haben Investitionen in unsere Gefäßgesundheit eine wahre hohe „Rendite", dabei gilt der Grundsatz: Je früher, desto höher.

ES BETRIFFT ALLE: Herz- und Gefäßkrankheiten sind auch bei Frauen die häufigsten Todesursachen – und das mit großem Abstand. Während Brustkrebs in der öffentlichen Wahrnehmung oft als die größte gesundheitliche Bedrohung für Frauen gilt, zeigen aktuelle Zahlen ein anderes Bild. Das Risiko für eine Frau, an Herz-Kreislauf-Erkrankungen zu sterben, ist etwa 16-fach höher als ein Tod durch Brustkrebs. Herz-Kreislauf-Erkrankungen werden bei Frauen oft später erkannt und nicht konsequent genug behandelt.

Die wichtigsten Gefäßerkrankung wurden nun bereits mehrfach genannt. Trotzdem soll hier noch einmal ein genauerer Blick auf die bekanntesten geworfen werden, damit Sie wissen, worum genau es geht und wie der Zusammenhang zur Atherosklerose aussieht:

1 HERZINFARKT: Bei Atherosklerose in den Herzkranzgefäßen, also den Arterien, die das Herz selbst mit Blut versorgen, kann eine Plaque aufplatzen. Es bildet sich ein Blutgerinnsel, welches das Gefäß plötzlich verschließt – ein Teil des Herzmuskels erhält kein Blut mehr und stirbt ab. Typische Anzeichen eines Herzinfarkts (Myokardinfarkts) sind starke Brustschmerzen, häufig mit Ausstrahlung in Arm, Rücken oder Kiefer, sowie Atemnot, Übelkeit, Schwitzen. Ohne sofortige Behandlung besteht Lebensgefahr. Wählen Sie bei diesen Anzeichen also unbedingt den Notruf (112)! Zu den Langzeitfolgen gehören die Herzschwäche und Herzrhythmusstörungen.

2 SCHLAGANFALL: Zum Schlaganfall kann es kommen, wenn Atherosklerose die Hals- oder Hirnarterien betrifft. Auch hier kann eine Plaque einreißen und ein Gerinnsel bilden. Eine zweite Möglichkeit der Entstehung ist der Verschluss eines Gefäßes im Gehirn durch ein Gerinnsel, welches an anderer Stelle im Körper entstanden ist. Wenn der Blutfluss im Gehirn unterbrochen wird, sterben Teile des Gehirns ab. Zu den Symptomen gehören plötzliche Lähmungen, Sprach- oder Sehstörungen, Schwindel, Bewusstseinsverlust. Auch ein Schlaganfall ist ein Notfall. Es besteht Lebensgefahr bei schweren Verläufen. Zu den Langzeitfolgen gehören dauerhafte Behinderungen, Sprach- und Denkstörungen.

3 PERIPHERE VERSCHLUSSKRANKHEIT: Etwas weniger bekannt ist die periphere Verschlusskrankheit (pAVK), die auch als „Schaufensterkrankheit" bezeichnet wird. Wenn das Blut in den Bein- oder Beckenarterien eingeschränkt fließt, bekommen die Muskeln in den Beinen zu wenig Sauerstoff, besonders, wenn beim Gehen oder Treppensteigen mehr Sauerstoff benötigt wird. Man spricht von „Schaufensterkrankheit", weil Betroffene manchmal aufgrund der Schmerzen beim Gehen stehen bleiben müssen und dann scheinbar interessiert in Schaufenster blicken. Wenn die Atherosklerose weiter fortschreitet, können die Schmerzen auch in Ruhe auftreten, besonders nachts. Es kommt zu Wundheilungsstörungen an den Füßen oder Zehen. Im schlimmsten Fall stirbt Gewebe ab (offenes Bein oder eine notwendige Amputation).

Das sind jedoch nicht die einzigen Risiken. So besteht beispielsweise auch ein Zusammenhang zur Demenz. Denn nicht nur große Schlaganfälle, sondern auch kleine, oft unbemerkte Durchblutungsstörungen im Gehirn können zu Schäden führen. Wenn das über

Jahre passiert, können Denkvermögen, Gedächtnis und Konzentration langsam nachlassen. Auch nicht vaskuläre demenzielle Erkrankungen, wie zum Beispiel die Alzheimerkrankheit, nehmen einen wesentlich ungünstigeren Verlauf bei Personen mit verkalkten Gehirngefäßen. Neben den bereits beschriebenen gibt es zudem noch andere, weniger bekannte. Was vielen Männern beispielsweise nicht klar ist: Auch die Erektionsfähigkeit des Penis hängt von der Gefäßgesundheit ab. Wenn die kleinen Gefäße im Penis sich nicht mehr elastisch ausdehnen oder wenn das Blut nicht mehr ausreichend in den Penis strömt, ist eine Erektion schwer oder gar nicht mehr möglich. Auch die sehr feinen Blutgefäße der Nieren sind anfällig für Gefäßerkrankungen. Aufgrund von Ablagerungen verengen und versteifen die Blutgefäße bei einer Niereninsuffizienz. Die Nieren sind auf eine konstante, gute Durchblutung angewiesen, um das Blut zu filtern und Abfallstoffe auszuscheiden. Wenn die Nierenarterien durch Atherosklerose verengt oder verstopft sind, können sie ihre Aufgabe nicht mehr ausreichend erfüllen. Das führt unter anderem zu einem Anstieg des Blutdrucks. Dies wiederum schädigt die Nieren zusätzlich, es entsteht ein Teufelskreis. Im Verlauf nimmt die Nierenleistung ab, bis hin zur Dialysepflicht.

SELBST DIE AUGEN KÖNNEN BETROFFEN SEIN: Die Adern in der Netzhaut des Auges sind ebenfalls zart und empfindlich. Wenn sie durch Atherosklerose geschädigt werden, kommt es zu Durchblutungsstörungen und Gefäßveränderungen, die das Sehen beeinträchtigen. Man spricht von Retinopathie (Netzhautschäden am Auge.) Dies kann zu verschwommenem Sehen, Flecken im Sichtfeld oder im Extremfall zur Erblindung führen.

Das klingt alles sehr erschreckend. Verstehen Sie diese Liste von Erkrankungen aber keinesfalls als einen Blick in Ihre Zukunft. Es geht um Risiken, die eintreten können, aber nicht müssen. Viele dieser Folgeerkrankungen der Cholesterineinlagerung in die Gefäße entstehen außerdem nicht plötzlich, sondern sind das Ergebnis jahrelanger, schleichender Veränderungen in den Gefäßen. Sie können diese Erkrankungen verhindern, wenn Sie Ihre Cholesterinwerte senken. Also positiv formuliert: Die vier wichtigsten Chancen, die Gehirnfunktion im Alter zu erhalten, sind: Nichtrauchen, körperliche Bewegung, niedriges Cholesterin und normaler Blutdruck. Dass Sie dieses Buch lesen, ist ein erster Schritt dahin.

Cholesterin – der Baustein des Lebens

Lebenswichtig für unsere Zellen, aber schädlich bei zu hohen Werten im Blut: Beim Cholesterin geht es um einen Balanceakt.

Cholesterin ist nicht per se schlecht, das haben Sie nun bereits von mir erfahren. Dennoch wollen Sie vermutlich eines, nämlich die Werte senken, das Problem möglichst dauerhaft lösen. Dass Sie jetzt etwas mehr über Cholesterin erfahren, ist eine wichtige Voraussetzung auf Ihrem Weg zu besseren Cholesterinwerten. Zum einen ist dieses Wissen grundlegend, um die Wirkung von Medikamenten zu verstehen und hier eine gute Entscheidung treffen zu können (siehe Seite 88). Zum anderen gelingt es auch besser und leichter, Lebensstiländerungen umzusetzen, wenn man deren Nutzen versteht und wirklich davon überzeugt ist. Werfen wir daher noch einen genaueren Blick aufs Cholesterin: Was macht es so besonders und warum ist es wichtig für uns?

Cholesterin ist als Lipid wie andere Fette nicht wasserlöslich. Das bedeutet, dass es auch im Blut nicht löslich ist. Um Cholesterin im Blut zu bewegen und dorthin zu bringen, wo es benötigt wird, nutzt der Körper spezielle Transportvehikel wie Lipoproteine aus Fett und verschiedenen Eiweißen (Proteinen). Welche Rolle diese Transportvehikel spielen, erfahren Sie ab Seite 23.

Wie schon ausführlicher beschrieben, kann zu viel Cholesterin für unseren Körper und unsere Gesundheit gefährlich sein. Gleichzeitig gilt: Ohne Cholesterin geht es nicht. Es ist für unseren Körper lebenswichtig, denn es erfüllt viele wichtige Aufgaben. Cholesterin ist unter anderem ein Baustein für die Zellmembranen: Jede Körperzelle ist von einer Hülle, der Zellmembran, umgeben, und benötigt Cholesterin dafür, dass diese Hülle stabil und gleichzeitig flexibel bleibt. Ohne Cholesterin könnten unsere Zellen also nicht richtig funktionieren.

BESONDERS NOTWENDIG IM GEHIRN: Cholesterin ist ein wichtiger Bestandteil der Isolierschicht um die Nervenfasern. Diese Schicht sorgt dafür, dass Nervensignale schnell und zuverlässig weitergeleitet werden – ähnlich wie bei einem Kabel mit guter Isolierung. Daher enthält unser Gehirn sehr viel Cholesterin und stellt sein Cholesterin selbst her. Der Cholesterinstoffwechsel im Gehirn ist durch die Blut-Hirn-Schranke von Blut und Leber getrennt (siehe Seite 20).

Auch für viele wichtige Hormone ist Cholesterin ein notwendiger Baustein, zum Beispiel für die Geschlechtshormone Östrogen und Testosteron sowie für Stresshormone wie Cortisol. Auch Vitamin D, das für gesunde Knochen und das Immunsystem wichtig ist, entsteht aus Cholesterin. Ohne Cholesterin könnte unser Körper diese lebenswichtigen Stoffe nicht herstellen. An der Bildung von Gallensäuren ist Cholesterin auch beteiligt: Die Leber nutzt Cholesterin, um Gallensäuren herzustellen. Diese sind notwendig, um Fette aus der Nahrung im Darm aufzuspalten und aufzunehmen. Ohne Cholesterin gäbe es also Probleme bei der Verdauung. Zusammengefasst lässt sich sagen: Wir brauchen Cholesterin, und zwar für viele Aufgaben an vielen Stellen. Schauen wir uns daher nun genauer an, woher wir es bekommen.

Ihre körpereigene Cholesterinfabrik

Die meisten Menschen denken beim Stichwort Cholesterin zunächst an Lebensmittel, die einen (zu) hohen Cholesteringehalt haben und die Blutfettwerte beeinflussen sollen. Doch nur ein kleiner Teil des Cholesterins in unserem Körper stammt aus unserer Nahrung, der andere, sehr viel größere Teil – etwa 80 Prozent! – wird im Körper selbst produziert. Die Leber ist die zentrale „Fabrik" zur Cholesterinproduktion. Dort wird Cholesterin aus kleineren Bausteinen in mehreren Schritten zusammengesetzt. Wichtig ist jedoch, dass nicht nur die Leber, sondern auch jede einzelne Zelle im Körper Cholesterin herstellen kann, wenn sie es braucht. Dies betrifft insbesondere Zellen, die sich oft erneuern, wie Haut- oder Darmschleimhautzellen. Jede Zelle kann so ihren Cholesterinbedarf unabhängig vom Cholesterin im Blut regulieren.

UNABHÄNGIG VOM BLUTWERT: Auch bei sehr niedrigen Cholesterinkonzentrationen im Blut, zum Beispiel wenn sehr wirksame Cholesterinsenker eingenommen werden, ist der Cholesteringehalt der Zellen, etwa in der Zellmembran, nicht beeinflusst. Hohe oder niedrige Cholesterinspiegel im Blut haben daher auch keinen Einfluss auf die cholesterinabhängige Hormonherstellung oder andere Prozesse.

Die genaue Entstehung von Cholesterin, also die Cholesterinsynthese, ist ein mehrstufiger, biochemischer Prozess mit über 30 Reaktionen und entsprechend kompliziert. Wir schauen uns nur die wichtigsten Etappen an, aber keine Sorge: Sie müssen diese nicht im Detail verstehen und sich erst recht nicht merken. Wir wollen aber zumindest bis zu einem besonders wichtigen Punkt kommen. Der Prozess beginnt mit Acetyl-CoA: Cholesterin entsteht aus Acetyl-CoA, einem kleinen Molekül, das sich beim Abbau von Zucker und Fett bildet. Die Zelle verbindet zwei Acetyl-CoA-Moleküle. Es entsteht Acetoacetyl-CoA. Drei Acetyl-CoA-Moleküle werden zu HMG-CoA verbunden. HMG-CoA wird durch das Enzym HMG-CoA-Reduktase in Mevalonat umgewandelt. Dieser Schritt, also die HMG-CoA-Reduktase, ist der eben erwähnte wichtigste Kontrollpunkt in der Cholesterinsynthese, denn genau hier ist der Angriffspunkt der wichtigsten Medikamente zur Cholesterinsenkung, der HMG-CoA-Reduktasehemmer, Statine genannt (siehe Seite 95). Die Cholesterinsynthese geht noch weiter, doch möchte ich es an dieser Stelle nicht komplizierter machen als nötig. Am Ende des Prozesses steht das Cholesterin, ein Molekül, das sich durch eine komplexe Ringstruktur auszeichnet, genauer gesagt, aus vier miteinander verbundenen Kohlenstoffringen besteht.

Cholesterin aus der Nahrung

Wie bereits erwähnt, nehmen wir aber auch einen Teil unseres Cholesterins über unsere Nahrung auf. Cholesterin kommt ausschließlich in tierischen Lebensmitteln vor, da Pflanzen kein Cholesterin enthalten. Zu den wichtigsten Quellen gehören unter anderem (mit abnehmendem Cholesteringehalt) Eigelb, Leber (zum Beispiel in Rinderleber), Butter, (fettreiches) Schweinefleisch, Käse und Vollmilch.

Eigelb enthält dabei am meisten Cholesterin. Im Durchschnitt nimmt ein Erwachsener mit der Nahrung 200 bis 400 Milligramm Cholesterin pro Tag auf.

Wenn wir Lebensmittel essen, gelangt das Cholesterin über den Magen in den Darm. Das Nahrungscholesterin wird im Dünndarm mithilfe von Gallensäuren und speziellen Transportmechanismen in die Darmzellen aufgenommen und dann ins Blut weitergegeben. Wenn die Darmzellen schon genug Cholesterin aufgenommen haben, wird der Transport in den Körper heruntergefahren. Überschüssiges Cholesterin wird gleichzeitig zurück in den Darm abgegeben und ausgeschieden. Wichtig zu wissen ist dabei, dass die körpereigene Cholesterinproduktion der Leber und die Cholesterinaufnahme über den Magen-Darm-Trakt miteinander zusammenhängen. Der Cholesterinstoffwechsel ist ein komplexes Zusammenspiel. Beide Bereiche erfüllen unterschiedliche, aber miteinander verbundene Aufgaben, um den Cholesterinhaushalt im Körper zu steuern. Die Aufnahme im Darm und die Herstellung in der Leber regulieren sich gegenseitig. Der Körper stellt dadurch sein Cholesteringleichgewicht sicher. Wird die körpereigene Produktion zum Beispiel durch Medikamente gehemmt, erhöht sich oft die Aufnahme über den Darm – und umgekehrt.

HERSTELLUNG ODER AUFNAHME – AUCH EINE FRAGE DER GENE: Ob wir unser Cholesterin eher herstellen (synthetisieren) oder über den Darm aufnehmen (resorbieren), hängt von unserer Veranlagung ab. Manche Menschen sind eher „Produzenten", andere eher „Resorbierer".

Cholesterin im Gehirn – ein eigener Stoffwechsel

Wussten Sie, dass sich etwa ein Viertel des gesamten Körpercholesterins im Gehirn befindet? Dort ist es unverzichtbar. Der Cholesterinstoffwechsel im Gehirn ist allerdings durch die sogenannte Blut-Hirn-Schranke vom Rest des Körpers getrennt. Bei der Blut-Hirn-Schranke handelt es sich um eine Art „Türsteher", der das Gehirn vor möglichen Schadstoffen schützt, indem er nur wenige, lebenswichtige Stoffe passieren lässt. Cholesterin darf nicht durch. Da also kein Cholesterin aus dem Blut ins Gehirn gelangen kann, muss es im Gehirn selbst hergestellt werden. Das übernehmen die Gehirnzellen, vor allem die Astrozyten, eine Art von „Helferzellen", und geben es an die Nervenzellen weiter. Cholesterin kann außerdem auch nicht so einfach aus dem Gehirn heraus. Es wird deshalb bei Bedarf in eine spezielle Form umgewandelt (zum Beispiel in sogenanntes 24S-Hydroxycholesterin), die die Blut-Hirn-Schranke passieren und so abtransportiert werden kann. Auf diese Weise bleibt der Cholesterinhaushalt im Gehirn im Gleichgewicht.

Ein gesunder Cholesterinstoffwechsel im Gehirn ist entscheidend für die normale Gehirnfunktion. Denn Nervenfasern sind von einer Cholesterinschicht umgeben und Cholesterin ist zudem notwendig für die Herstellung bestimmter Botenstoffe und Signalwege im Gehirn. Ist dieser Cholesterinstoffwechsel gestört, kann dies mit verschiedenen Erkrankungen in Verbindung stehen. Dazu zählt die Alzheimer-Demenz, da Cholesterin die Entstehung von Ablagerungen im Gehirn, sogenannte Amyloid-Plaques, beeinflusst. Bei der Autoimmunerkrankung Multiple Sklerose wird die Myelinschicht geschädigt – und damit auch die cholesterinreiche Isolierung der Nerven. Es gibt zudem seltene Entwicklungsstörungen im Kindesalter, die auf Gendefekten beruhen, bei denen das Cholesterin im Gehirn nicht richtig gebildet wird.

Dass es diese Störungen und Zusammenhänge gibt, soll Sie an dieser Stelle aber nicht weiter beunruhigen. Wichtig zum Verständnis ist viel mehr, dass das Gehirn zwar viel Cholesterin braucht und dieses auch selbst herstellt, dass dies aber in einem vollständig eigenen Stoffwechsel geschieht, der vom Cholesterin im Blut unabhängig ist. Stellen Sie sich vor, das Gehirn wäre zum Beispiel vom Cholesterin in der Nahrung abhängig – dann hätten Homo sapiens in der Evolution wahrlich schlechte Karten bei einer Hungersnot gehabt.

Das Gehirn reguliert also sein Cholesterin weitgehend unabhängig von Blut und Leber. Wenn bei Ihnen erhöhte Cholesterinwerte festgestellt wurden oder wenn Ihr Cholesterinwert im Blut durch Medikamente gesenkt wird, hat das daher auf den Cholesteringehalt in Ihrem Gehirn keinen direkten Einfluss. Der zuvor beschriebene Zusammenhang mit Demenz hat damit nichts zu tun, da dies eine Folge der Atherosklerose in den Gefäßen ist und keine Störung des Cholesterinstoffwechsels im Gehirn.

Entscheidend ist, wo sich Cholesterin befindet

Ob im Gehirn oder im Rest des Körpers, Cholesterin ist ein notwendiger Naturstoff, der unverzichtbar ist für viele wesentliche Funktionen. Ein Problem entsteht erst dann, wenn zu viel davon an der falschen Stelle ist: im Blut und in der Gefäßwand. Dann entsteht die Atherosklerose. Aber ist daran wirklich das Cholesterin schuld? Die kurze Antwort darauf lautet: Ja. Cholesterin ist der wichtigste Faktor für die Entstehung von Atherosklerose, sowohl notwendig als auch ausreichend für deren Entstehung. Damit unterscheidet es sich grundlegend von anderen kardiovaskulären Risikofaktoren. Dies lässt sich eindrucksvoll anhand von zwei Beispielen veranschaulichen:

1 **FAMILIÄRE HYPERCHOLESTERINÄMIE (FH):** Bei der Familiären Hypercholesterinämie, einer erblichen, also genetisch bedingten Erkrankung, ist die Cholesterinkonzentration im Blut aufgrund eines genetischen Defekts deutlich erhöht. Bereits bei jungen Patientinnen und Patienten mit dieser Erkrankung kann es – ohne das Vorliegen weiterer Risikofaktoren – zur Ausbildung atherosklerotischer Veränderungen kommen. Das zeigt, dass eine isolierte Cholesterinerhöhung ausreicht, um Arteriosklerose auszulösen. Mehr über diese Erkrankung erfahren Sie auf Seite 46.

2 **BEOBACHTUNGEN AN MÄUSEN:** Nagetiere wie Mäuse haben natürlicherweise sehr niedrige Cholesterinspiegel, bekommen kaum Atherosklerose, selbst wenn sie Risiken wie Rauchen ausgesetzt sind. Erst wenn ihr Cholesterinspiegel künstlich erhöht wird, entstehen die typischen Ablagerungen. Daraus lässt sich schließen, dass Cholesterin für die Entwicklung dieser Veränderungen notwendig und ausreichend ist, während Risikofaktoren wie Rauchen die schädlichen Effekte verstärken, jedoch allein nicht ausreichen.

Dem Cholesterin kommt also als Risikofaktor eine Schlüsselrolle zu. Zugleich zeigen die beschriebenen Beispiele auch, dass sich kardiovaskuläre Risikofaktoren gegenseitig potenzieren. Je höher der Cholesterinspiegel, desto schädlicher wirken sich weitere ungünstige Faktoren wie Rauchen, Bluthochdruck oder Diabetes auf das Gefäßsystem aus. Glücklicherweise lässt sich Cholesterin einfach, kostengünstig und zuverlässig im Blut messen und es gibt gleichzeitig wirksame Möglichkeiten zur Senkung des LDL-Cholesterins. Hier liegt eine große Chance: Wenn Sie Ihren Cholesterinspiegel senken, können Sie Atherosklerose verhindern oder verlangsamen.

Das kleine ABC der Blutfette

Es geht auch darum, Cholesterinwerte besser zu verstehen: Was LDL, HDL, Triglyceride, Lipoprotein(a) & Co bedeuten – ein Überblick

„Cholesterin ist nicht gleich Cholesterin", heißt das erste Kapitel dieses Buches, und es wurde auch schon mehrfach angedeutet, dass nicht nur ein Überschuss an Cholesterin, sondern vor allem zu viel vom „schlechten" Cholesterin im Blut und in den Gefäßwänden ein Problem darstellt. Aber was unterscheidet das eine Cholesterin vom anderen? Hier spielt erneut die Tatsache eine Rolle, dass Cholesterin kaum wasserlöslich ist. Um die Löslichkeit im Blut zu erreichen, wird es daher zusammen mit Eiweißen „verpackt". Die entstehenden Partikel aus Lipiden und Eiweißen nennt man Lipoproteine. Diese kann man sich wie kleine Transportschiffe vorstellen, die Fette von der Leber über das Blut in andere Körperzellen transportieren. Das bereits erwähnte LDL-Cholesterin ist ein solches Transportschiff, also Lipoprotein. Es gibt noch eine Vielzahl anderer.

Bevor wir nun einen genaueren Blick auf die wichtigsten Lipoproteine werfen, zunächst noch ein weiterer Begriff, den Sie kennen sollten: das sogenannte Gesamtcholesterin. Damit ist der Gesamtwert aller Cholesterinarten im Blut gemeint. Es setzt sich hauptsächlich zusammen aus LDL-Cholesterin, HDL-Cholesterin und dem Cholesterin in triglyceridreichen Lipoproteinen. Generell lässt sich sagen: Ein erhöhter Gesamtcholesterinwert zeigt ein erhöhtes Risiko für Herz-Kreislauf-Erkrankungen an. Für eine genauere medizinische Einschätzung ist es jedoch wichtig, wie sich der Wert zusammensetzt.

LDL und HDL – nicht einfach gut oder böse

Die vermutlich bekanntesten Lipoproteine sind LDL und HDL. Selbst wer sich nur sehr vage mit dem Thema auskennt, hat irgendwann mitbekommen, dass LDL das „böse" und HDL das „gute" Cholesterin ist. Um es schon mal vorwegzunehmen: Ganz so einfach ist es nicht. Doch wofür stehen LDL und HDL überhaupt? Die Abkürzungen LDL und HDL stammen noch aus früherer Zeit, als man Fett-Eiweiß-Verbindungen, die Cholesterin im Blut transportieren, per Ultrazentrifugation nach ihrer Dichte getrennt hat. LDL steht für Low-Density-Lipoprotein (LDL), also ein Lipoprotein mit niedriger Dichte. Mit LDL-C bezeichnet man das Cholesterin, welches in den LDL enthalten ist. HDL steht für High-Density-Lipoprotein, also ein Lipoprotein mit hoher Dichte. Heute nutzt man meistens moderne Labormethoden, die das Cholesterin in den verschiedenen Lipoproteinen mit enzymatischen Tests bestimmen. Diese sind einfacher, schneller und auch genauer. Aber die Bezeichnungen LDL und HDL sind geblieben, sie haben sich etabliert und werden in der Medizin weltweit verstanden. LDL transportiert Cholesterin aus der Leber zu den Körperzellen. Das ist an sich sinnvoll, auch LDL ist also keineswegs per se schlecht. Das Problem ist aber: Wenn zu viel LDL im Blut ist, lagert es sich in den Blutgefäßwänden ab. Dort verursacht es Entzündungen und Plaques, die zu Arteriosklerose führen können. Deshalb nennt man es eben oft das „schlechte" oder das „gefährliche" Cholesterin.

LDL IM FOKUS: In großen Studien wurde nachgewiesen, dass LDL-C mit dem kardiovaskulären Risiko korreliert. Das heißt: je höher das LDL-C, desto höher das Risiko und umgekehrt. Daher beruhen die Empfehlungen und Zielwerte für die Therapie auf dem LDL-C.

DIE UNTERSCHIEDLICHEN LIPOPROTEINE

Die Lipoproteine unterscheiden sich unter anderem in Durchmesser (nm) und Dichte.

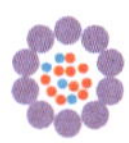

25 %

HDL (High-density)
8 – 12 nm
Kleiner und schwerer als LDL, transportiert Cholesterin von den Zellen zurück zur Leber.

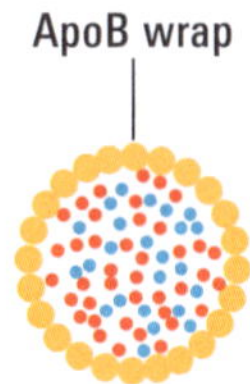

50 %

LDL (Low-density)
18 – 25 nm
Kann Cholesterin in den Arterienwänden ablagern und so zu Plaque führen.

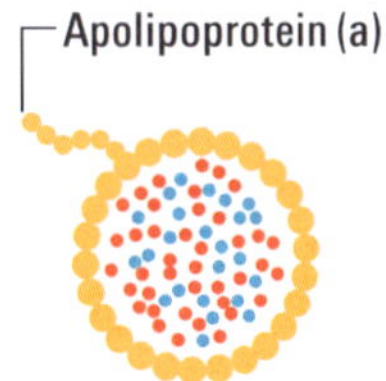

50 %

Lp(a)
25 – 30 nm
LDL-ähnlich mit einem zusätzlichen Protein, Gerinnungsrisiko erhöht, genetisch bedingt.

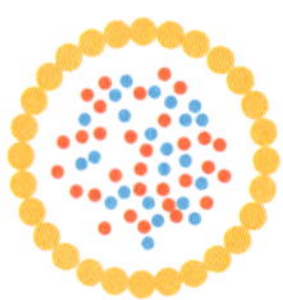

40 %

Remnants
25 – 50 nm
Reste von VLDL/Chylomikron, kann zur Bildung von Plaques beitragen.

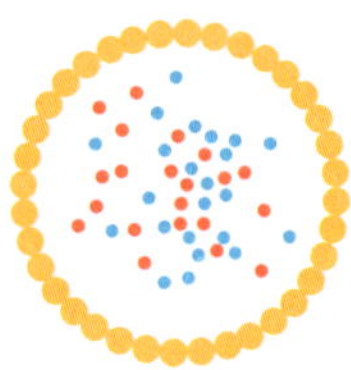

20 %

VLDL (Very-low-density)
30 – 80 nm
Relativ leicht und groß, bringt die Triglyceride von der Leber in die Gewebe.

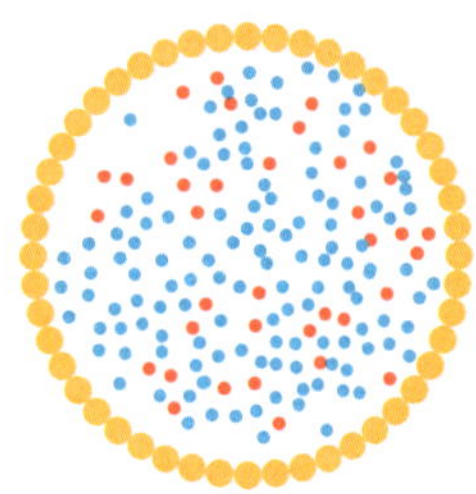

4 %

Chylomikron
75 – 1 200 nm
Groß und vorübergehend, transportiert Fette, Cholesterin aus Essen in den Blutkreislauf.

• Cholesterin • Triglycerid ▬ Anteil Cholesterin pro Partikel

Die Menge an LDL, der gefährlichen Verpackung von Cholesterin im Blut, wird über einen spezifischen Rezeptor reguliert. Dieser LDL-Rezeptor erkennt ein LDL-Partikel im Blut und bindet es an sich wie ein Schloss den passenden Schlüssel. Der Komplex aus „Rezeptor + LDL" wird in die Zelle eingeschleust (Endozytose). Dabei entstehen kleine Bläschen (Vesikel), die das LDL ins Zellinnere transportieren. In der Zelle wird das LDL vom Rezeptor getrennt. Das Cholesterin wird freigesetzt und zum Beispiel für Zellmembranen, Hormone oder Speicherung verwendet. Der LDL-Rezeptor ist für die Zelle wertvoll, seine Herstellung hat die Zelle viel Energie gekostet, daher wird er nicht abgebaut, sondern recycelt und kann erneut LDL aufnehmen. Dieser Mechanismus hat eine schützende Funktion in Bezug auf Herzkrankheiten. Der LDL-Rezeptor ist entscheidend für die Regulation des Cholesterinspiegels im Blut. Besonders die Leber nutzt LDL-Rezeptoren, um überschüssiges LDL aus dem Blut zu entfernen. Wenn die Funktion oder die Anzahl der LDL-Rezeptoren gestört ist, steigt der LDL-Spiegel im Blut und damit das Risiko für Herz-Kreislauf-Erkrankungen.

PREISWÜRDIGE ENTDECKUNG: Unter anderem für die Entdeckung dieses Stoffwechselweges haben Michael S. Brown und Joseph L. Goldstein 1985 den Nobelpreis erhalten. Sie haben herausgefunden, wie der Körper LDL-Cholesterin erkennt und entfernt – und wie Fehler dabei Herzkrankheiten verursachen.

Weit weniger bekannt als LDL sind VLDL und IDL. Diese Abkürzungen stehen für Fetttransporter im Blut und gehören zur Gruppe der LDL-verwandten Lipoproteine. VLDL (Very-Low-Density-Lipoprotein) ist ein Lipoprotein mit sehr geringer Dichte. Auch das bringt wie ein kleines Transportschiff Fette (vor allem Triglyceride) von der Leber zu den Körperzellen. Wenn zu viel VLDL im Blut ist, lagern sich diese Fette in den Gefäßen ab – das kann Arterienverkalkung fördern. IDL ist ein Lipoprotein mittlerer Dichte. Es entsteht, wenn VLDL seine Fette abgeliefert hat und sich das „Transportschiff entleert" – also eine Zwischenstufe auf dem Weg zum LDL (dem „gefährlichen Cholesterin"). Auch IDL kann sich in den Gefäßwänden ablagern und so zur Arteriosklerose beitragen.

Kommen wir nun zum berühmten HDL-Cholesterin, das früher oft als das „gute Cholesterin" bezeichnet wurde. Wie wir heute wissen, war das zu einfach gedacht. Man nahm an, dass HDL-Cholesterin überschüssiges Cholesterin aus den Gefäßwänden zurück zur Leber transportiert und damit vor Gefäßverkalkung (Arteriosklerose) schützt. Diese Vorstellung ist in dieser vereinfachten Form jedoch nicht korrekt. Richtig ist: In großen Bevölkerungsstudien wurde beobachtet, dass Menschen mit einem niedrigen HDL-Spiegel häufiger Herz-Kreislauf-Erkrankungen wie Herzinfarkt oder Schlaganfall erleiden. Ein niedriger HDL-Wert kann also ein Hinweis auf ein erhöhtes Risiko sein – ist aber meist nicht die direkte Ursache.

Niedrige HDL-Werte treten häufig bei bestimmten Erkrankungen auf, zum Beispiel bei Diabetes mellitus, beim metabolischen Syndrom (eine Kombination aus Übergewicht, Bluthochdruck, Fettstoffwechselstörung und erhöhtem Blutzucker) oder bei chronischen Entzündungen, etwa bei rheumatischen Erkrankungen oder chronischen Infektionen. Umgekehrt bedeuten hohe HDL-Werte allerdings nicht automatisch, dass das Risiko für Herzinfarkt oder Schlaganfall niedriger ist. Medikamente, die den HDL-Wert künstlich anheben, haben bislang keinen klaren Nutzen gezeigt.

Ein weiterer wichtiger Wert ist der Triglyceridwert. Triglyceride (Neutralfette) dienen als Energiespeicher im Körper. Sie bestehen aus drei Fettsäuren und einem Glycerin-Molekül. Wenn wir mehr Kalorien – vor allem Zucker und Fett – aufnehmen, als der Körper gerade verbraucht, werden diese überschüssigen Kalorien in Triglyceride umgewandelt und im Fettgewebe gespeichert. Probleme entstehen dann, wenn zu viele Triglyceride dauerhaft im Blut herumschwimmen, etwa bei ungesunder Ernährung mit zu viel Zucker, Fett und Alkohol, bei Bewegungsmangel, Übergewicht (insbesondere zu viel Bauchfett) oder Diabetes mellitus. Ein dauerhaft erhöhter Triglyceridwert im Blut (ab etwa >150 mg/dl oder >1,7 mmol/l) kann das Risiko für verschiedene Erkrankungen deutlich erhöhen. Hohe Triglyceride sind aus zwei Gründen gesundheitsschädlich. Sie fördern zum einen bei moderater Erhöhung die Arteriosklerose. Sehr hohe Triglyceridwerte (über 500 bis 1 000 mg/dl) können zum anderen eine Entzündung der Bauchspeicheldrüse (medizinisch: Pankreatitis) auslösen – eine schmerzhafte und potenziell lebensbedrohliche Erkrankung. Zum Glück lassen sich Triglyceride, im Unterschied zu LDL-Cholesterin, in den meisten Fällen allein durch Lebensstilanpassungen senken (siehe ab Seite 56 und ab Seite 126).

Auch der ApoB-Wert ist wichtig. Er bezieht sich auf ApoB (Apolipoprotein B), ein Eiweiß, das als Grundstruktur in jedem „gefährlichen" Lipoprotein (zum Beispiel LDL, VLDL, Lipoprotein(a)) einmal vorkommt. Es zeigt an, wie viele krankmachende Partikel im Blut zirkulieren. Das ist besonders wichtig, weil auch viele kleine LDL-Partikel gefährlich sein können – selbst wenn das Cholesterin nicht extrem hoch ist. Ein hoher ApoB-Wert bedeutet: viele gefährliche Partikel im Blut, auch wenn LDL noch „normal" aussieht.

Zuletzt ist auch der Wert des „Non HDL-C" interessant. Dahinter verbirgt sich aber kein bestimmtes Lipoprotein, Non HDL-C steht einfach für „alles außer HDL", also der Gesamtcholesterinwert minus HDL. Es ist ein Parameter für die Mehrheit der gefäßschädigenden („atherogenen") Cholesterinpartikel auf einen Blick, also alles, was Herz und Gefäßen schaden kann. Vorteil: Non HDL-C ist einfach zu berechnen, auch wenn man kein LDL direkt messen kann.

Der Risikofaktor Lipoprotein(a)

Lipoprotein(a), ausgesprochen „Lipoprotein klein a", oder kurz Lp(a), soll hier etwas ausführlicher erklärt werden. Es verdient mehr Raum, da es medizinisch besonders riskant wirkt und oft übersehen wird, obwohl es Millionen Menschen betrifft. Es gehört zur Familie der Lipoproteine, zu denen auch das bekanntere LDL-Cholesterin gehört. Der Lp(a)-Spiegel im Blut ist im Wesentlichen genetisch bedingt, das heißt, es ist erblich, und kaum von Lebensstilfaktoren wie Ernährung oder Bewegung abhängig. Die Konzentration von Lp(a) ist zu 80 bis 90 Prozent vererbt. Das bedeutet, dass der Wert von den Eltern unabhängig vom Geschlecht an die Kinder weitergegeben wird. Der Wert bleibt daher in seiner Größenordnung stabil, Lp(a) verändert sich im Laufe des Lebens wenig. Menschen, die einen hohen Lp(a)-Wert haben, haben ihn schon von Geburt an. Bei Frauen steigt Lp(a) leider nach der Menopause etwas an. Ein erhöhter Lp(a)-Wert kommt häufig vor. In der mitteleuropäischen Bevölkerung betrifft dies etwa jeden fünften Menschen.

Lp(a) ist eine Verbindung aus einem LDL-Partikel (dem „schlechten" Cholesterin) und einem Eiweiß namens Apolipoprotein(a), das wie ein Anhängsel daran gebunden ist. Das Apolipoprotein(a) wird in der Leber gebildet und verbindet sich in der Blutbahn mit einem LDL-Partikel zu einem Lp(a)-Molekül. Der Abbau von Lp(a) erfolgt vermutlich in Leber und Nieren, jedoch sind die genauen Mechanismen noch nicht abschließend geklärt. Auch viele Details zu den Funktionen von Lp(a) im Körper werden noch erforscht. Ein erhöhter Lp(a)-Wert kann die Bildung von Ablagerungen in den Blutgefäßen fördern. Menschen mit erhöhtem Lp(a) haben ein höheres Risiko, dass diese Verkalkungen schon früh im Leben auftreten. Eine weitere mögliche Folge ist, dass die Aortenklappe, die Herzklappe zur Hauptschlagader, verkalken kann und dadurch der Blutstrom aus dem Herzen in den Körper behindert wird („Aortenklappenstenose"). Dies können Ärzte manchmal schon beim Abhören mit dem Stethoskop hören oder mithilfe einer Ultraschalluntersuchung des Herzens sehen. Bei hohen Lp(a)-Werten können auch die Beinarterien verkalken, was zu Durchblutungsstörungen in den Beinen führen kann (periphere arterielle Verschlusskrankheit, pAVK). Lp(a) ist also tatsächlich sehr gefährlich. Es ist unabhängig vom LDL-Cholesterin und anderen Risiken ein Risikofaktor für Herz-Kreislauf-Erkrankungen. Das Risiko für Herzinfarkt, Schlaganfall oder Beinarterienverschluss ist ungefähr zwei- bis dreifach größer bei einem erhöhten Lp(a)-Wert.

DAS BEDEUTEN DIE WERTE: Ein normaler LP(a)-Wert liegt unter 45 nmol/l beziehungsweise unter 30 mg/dl. Liegt der Wert über 75 nmol/l oder über 30 mg/dl, ist das Risiko für Herz-Kreislauf-Erkrankungen erhöht. Stark erhöht ist es bei Werten über 125 nmol/l oder über 50 mg/dl. Bei Rauchern oder Menschen mit weiteren Risikofaktoren kann sich das Risiko verdreifachen.

Ein hoher Lp(a)-Wert bedeutet aber nicht zwangsläufig, dass Erkrankungen eintreten. Das Risiko wird von mehreren Faktoren beeinflusst, die immer mit betrachtet werden sollten. Dabei geht es um zusätzliche Risikofaktoren wie vor allem Rauchen, Bluthochdruck, Diabetes und hohe LDL-Cholesterinwerte. Genetische Einflüsse sind sehr wichtig! Hat jemand aus der Blutsverwandtschaft in jungen Jahren einen Herzinfarkt oder Schlaganfall erlitten? Das sollten Ihre behandelnden Ärzte unbedingt erfahren. Doch auch ganz andere Faktoren könnten eine Rolle spielen, etwa die Struktur des Lp(a)-Moleküls. Die Forschung hierzu ist aber noch nicht abgeschlossen. Das Zusammenspiel all dieser Faktoren entscheidet darüber, ob eine erhöhte Lp(a)-Konzentration tatsächlich zu gesundheitlichen Problemen führt.

Gemessen wird der Lp(a)-Wert durch eine Blutuntersuchung. Da er genetisch bedingt ist, bleibt der Wert in der Regel ein Leben lang stabil, auch wenn es biologische Faktoren gibt, die ihn ein wenig beeinflussen: Parallel zum sinkenden Östrogenspiegel kann der Lp(a)-Spiegel bei Frauen nach der Menopause zum Beispiel leicht steigen.

Auch bestimmte Nierenerkrankungen, hormonelle Veränderungen, akute Infektionen oder Entzündungen können den Wert erhöhen. Die Veränderungen fallen aber in den meisten Fällen gering aus. Daher ist in der Regel eine einmalige Messung im Leben ausreichend – es sei denn, der Arzt oder die Ärztin hält eine erneute Kontrolle für sinnvoll. Lp(a) wird auch in mg/dl oder nmol/l angegeben. Unterschiede zwischen Laboren können auf verschiedene Messmethoden zurückzuführen sein. Die Werte können von Messung zu Messung leicht variieren. Das kann im Einzelfall zur Verwirrung führen, ist aber normal. Am wichtigsten ist die Information, ob das Lp(a) gar nicht, ein wenig oder stark erhöht ist.

Doch wer sollte diesen Wert überhaupt messen lassen? Die einfache Antwort: am besten alle. Ein Lp(a)-Test wird einmal im Leben für jeden Menschen empfohlen. Besonders wichtig ist die Messung aber dann, wenn die betroffene Person oder nahe Verwandte frühzeitig (Frauen unter 55 Jahren, Männer unter 60 Jahren) Gefäßverkalkungen, einen Herzinfarkt oder Schlaganfall hatten. Das Ergebnis der Messung sollten Sie ausführlich mit Ihrem Arzt besprechen, vor allem natürlich dann, wenn es beunruhigend ausfällt. Da der Lp(a)-Wert im Wesentlichen erblich bedingt ist, lässt er sich leider nicht durch Lebensstilfaktoren wie Ernährung oder Bewegung senken. Aktuell gibt es auch keine zugelassenen Medikamente, die gezielt und wirksam Lp(a) reduzieren. Zwar können sogenannte PCSK9-Hemmer den Lp(a)-Wert um 20 bis 30 Prozent senken, sie sind jedoch nur für die Cholesterinsenkung zugelassen und reichen in den meisten Fällen nicht aus, um Lp(a) aus dem Risikobereich zu bringen (siehe Seite 115).

(!) **LASSEN SIE IHRE FAMILIE TESTEN: Noch etwas ist wichtig, wenn bei Ihnen ein hoher Lp(a)-Wert entdeckt wurde, insbesondere bei bereits bestehenden Gefäßverkalkungen. Auch Ihre Familienangehörigen sollten dann untersucht werden, vor allem Verwandte ersten Grades, also Eltern, Kinder und Geschwister. So können Risiken rechtzeitig identifiziert und behandelt werden.**

Wenn Ihr Lp(a)-Wert stark erhöht ist, ist das also tatsächlich keine gute Nachricht. Aber auch hier gilt: keine Panik. Die erste Maßnahme sollte sein, alle anderen Risikofaktoren bestmöglich zu reduzieren. Dies gilt insbesondere für das Rauchen. Die Kombination aus hohem Lipoprotein(a) und Rauchen führt zu einer besonders starken

Beschleunigung der Gefäßverkalkung. Darüber hinaus profitieren Personen mit hohem Lp(a) von einer optimalen Senkung des Gesamtcholesterins. Auch wenn die aktuellen cholesterinsenkenden Medikamente das Lp(a) selbst kaum beeinflussen, hilft eine Senkung des LDL-Cholesterins, das Risiko insgesamt zu senken. Aktuelle Daten weisen darauf hin, dass bei Personen mit optimal gesenktem LDL-Cholesterin die krankmachende Wirkung des Lipoprotein(a) signifikant vermindert ist.

Der Cholesterinstoffwechsel bei Frauen

Hohe Cholesterinspiegel werden bei Frauen häufig erst spät erkannt und nicht konsequent genug behandelt. Um diese Versorgungslücke bei Frauen zu schließen, sollten die vorhandenen geschlechtsspezifischen Unterschiede stärker berücksichtigt und gezielte Therapien eingeleitet werden. Im Vergleich zu Männern steigt der Cholesterinspiegel bei Frauen durchschnittlich etwa zehn Jahre später an. Der Anstieg von LDL-Cholesterin und häufig auch Lipoprotein(a) nach der Menopause führt zu einem erhöhten Risiko für Herzinfarkt und Schlaganfall in der zweiten Lebenshälfte. Dieser spätere, aber dennoch klinisch bedeutsame Anstieg des Risikos für Herz-Kreislauf-Erkrankungen wird häufig unterschätzt oder übersehen. Daher sollte ab Beginn der Menopause das Lipidprofil regelmäßig überprüft und gegebenenfalls angepasst werden.

Zur Rolle der Hormone: Bestimmte Verhütungsmittel, zum Beispiel die „Pille“, können in Abhängigkeit vom Präparat zu Veränderungen im Lipidprofil führen, insbesondere zu erhöhten Triglyceridwerten. Das ist besonders bei Frauen mit Familiärer Hypercholesterinämie zu beachten. In den Phasen von Kinderwunsch, Schwangerschaft und Stillzeit sind Therapieentscheidungen besonders sensibel zu treffen. Einige cholesterinsenkende Medikamente, vor allem Statine, sind für die Schwangerschaft nicht geprüft. Die Gabe von cholesterinsenkenden Medikamenten muss daher sorgfältig angepasst werden. Frauen mit Familiärer Hypercholesterinämie (FH) sind in besonderem Maße betroffen. Durch die hormonelle Situation in der Schwangerschaft und der Stillzeit sowie die oft verzögerte Diagnosestellung erhalten viele betroffene Frauen keine rechtzeitige oder

FRAUEN SOLLTEN ACHTSAM SEIN

Frauen ticken anders als Männer? Allerdings! Das betrifft sowohl das Herz als auch den Cholesterinstoffwechsel.

- Todesursache Nr. 1: Viele Frauen haben vor allem Angst vor Brustkrebs und davor, daran zu versterben. Doch die Zahlen zeigen ein anderes Risikobild: 3 Prozent der Frauen sterben an Brustkrebs, aber an Erkrankungen der Gefäße und des Herzens sind es 49 Prozent! Leider sind Frauen oft zurückhaltend, wenn es um deren Herzgesundheit geht und warten manchmal zu lange mit der Vorsorge. Machen Sie daher Ihr Herz zur Herzenssache!

- Weibliche Hormonpower: Die weiblichen Hormone, die Östrogene, schützen vor hohem Cholesterin und hohem Blutdruck. Sie sind entzündungshemmend, wirken auch erweiternd auf die Blutgefäße und tragen dazu bei, dass die Gefäße elastisch bleiben. So schützen die Östrogene davor, dass sich Plaques in den Gefäßen bilden – und das ist auch ein Schutz vor Bluthochdruck und der koronaren Herzkrankheit. Daher treten Herz- und Gefäßerkrankungen im Mittel bei Frauen in höherem Lebensalter auf als bei Männern.

- Veränderungen in den Wechseljahren: Nach den Wechseljahren lässt der häufig schützende Effekt durch den Abfall der weiblichen Geschlechtshormone nach und das Risiko, einen Herzinfarkt zu erleiden, steigt dann bei Frauen rascher an als bei Männern. Dies liegt unter anderem daran, dass sich bei Frauen in den Wechseljahren die cholesterin- und blutdrucksenkende Wirkung der Östrogenhormone reduziert. Für Frauen heißt das: Ab 40 Jahren sollten sie die regelmäßigen Check-ups für Herz und Gefäße im Blick haben.

- Medikamente in der Schwangerschaft: Die meisten Medikamente sind für die Schwangerschaft nicht getestet, da diese Tests viel Geld kosten und nur wenige junge Frauen Medikamente benötigen. Das heißt, hier gibt es weniger zu verdienen. Nicht getestet und nicht „zugelassen" bedeutet nicht automatisch, das etwas gefährlich ist. Bei jungen Frauen mit hohen Cholesterinwerten, etwa bei Familiärer Hypercholesterinämie, ist es wichtig, dass die Pausen ohne Cholesterinsenkung so kurz wie möglich sind – Betroffene sollten einen Spezialisten befragen.

- Wenn Stress zu Herzen geht: Starke Emotionen – negativer Stress, aber auch starke positive Emotionen beeinträchtigen Frauenherzen häufiger als Männerherzen. Die stressbedingte Form der Herzschwäche ist als Broken-Heart-Syndrom bekannt und betrifft Frauen, vor allem nach den Wechseljahren.

vollständige Therapie, und das, obwohl ihr Risiko für frühzeitige Herz-Kreislauf-Erkrankungen deutlich erhöht ist. In diesen Fällen sollte erwogen werden, die Beratung in einer Spezialambulanz (Lipidambulanz) in Anspruch zu nehmen. Die hormonelle Erkrankung des Polyzystischen Ovarialsyndroms (PCOS) ist oft mit erhöhten LDL- und Triglyceridwerten sowie niedrigem HDL-Cholesterin verbunden. Diese ungünstigen Veränderungen der Blutfettwerte gehen mit einem erhöhten Langzeitrisiko für Atherosklerose einher. Die gute Nachricht ist, dass eine konsequente Senkung erhöhter Cholesterinwerte, insbesondere des LDL-Cholesterins, das Risiko für Gefäßerkrankungen deutlich senken kann – auch und gerade bei Frauen.

Gemeinsam gegen erhöhte Werte

Erhöhte Cholesterinwerte sind kein Grund zur Panik, sondern ein Anlass, um aktiv zu werden. Sie haben viele Möglichkeiten, Ihre Cholesterinwerte positiv zu beeinflussen – durch Ernährung, ein Bewegungsprogramm für gesunde Gefäße, einen gesunden Lebensstil und, wenn nötig, auch durch passende Medikamente, die Sie ganz gezielt unterstützen. Dazu möchte ich Ihnen Mut machen. Dieses Buch zeigt Ihnen wissenschaftlich fundiert, verständlich, praxisnah und auf Ihre gesundheitliche Situation individuell anpassbar, wie Sie vorgehen können, um Ihre Herz-Kreislauf-Gesundheit zu stärken. So bekommen Sie mehr Sicherheit und das gute Gefühl, Verantwortung für die eigene Gesundheit zu übernehmen.

IHR RISIKO REDUZIEREN – SO GEHT'S

Ihr Laborbericht zeigt: Ihre Cholesterinwerte sind zu hoch. Doch welche Werte sind relevant und was bedeuten diese für Ihr persönliches Gesundheitsrisiko?

Das bedeuten Ihre Werte im Laborbericht

Mit dem Laborbericht erfahren Sie, wie Ihr Stand in Sachen Cholesterin ist, welche Werte besondere Beachtung brauchen und wo Sie handeln sollten.

Damit Ihr Arzt einen Überblick über Ihre aktuellen Werte erhält, und prüfen kann, ob Handlungsbedarf besteht, wird er eine Laboruntersuchung in Auftrag geben. Wenige Tage später erhält er den Laborbericht und wird diesen mit Ihnen besprechen. Dort finden Sie viele Abkürzungen, medizinische Begriffe und Zahlenwerte, die einiger Interpretation bedürfen. Das lässt sich jedoch einfach entschlüsseln und die Messungen richtig einordnen. Wichtige Fragen sind etwa: Was muss überhaupt sinnvollerweise überprüft werden? Welche Werte sind nachrangig (aber trotzdem manchmal erfasst)? Was bedeuten die Zahlen? Wie erkennen Sie, ob ein Wert zu niedrig, zu hoch oder im Normbereich ist? Was bedeutet das dann konkret für den Zustand Ihrer Gefäße? Welche Untersuchungen sind unerlässlich, um die zentralen Werte zu erhalten? Als betroffene Person sollten Sie Ihre Werte und deren Bedeutung kennen. Sie dürfen, oder, besser gesagt, sollten den Befund mit Ihrem Arzt besprechen und bei Unklarheiten gezielt nachfragen.

Typischerweise finden Sie auf dem Laborbericht Ihr sogenanntes Lipidprofil. Dieses besteht aus vier verschiedenen Werten: Gesamtcholesterin, Triglyceride, HDL-Cholesterin und LDL-Cholesterin. Einmal im Leben ist es sinnvoll, zusätzlich das Lipoprotein(a) zu bestimmen. Dieses ist zu etwa 90 Prozent genetisch vorbestimmt und daher nur wenig von unserem Lebensstil abhängig. Es muss somit nicht nochmals gemessen werden (siehe Seite 28). Eine Blutentnahme zur Bestimmung des Lipidprofils muss nicht nüchtern erfolgen, da unsere Nahrung das LDL-Cholesterin im Blut nur wenig beeinflusst. Ausnahmen sind Personen mit sehr hohen Triglyceriden (> 500 mg/dl) und seltene spezielle Fragestellungen (zum Beispiel

Verdacht auf Familiäre Hypertriglyceridämie). Im Unterschied zum Gesamt- und LDL-Cholesterin steigen die Triglyceride bei denjenigen Menschen, die zu hohen Werten neigen, nach dem Essen an. Für eine reproduzierbare Beurteilung ist bei diesen (wenigen) Menschen eine Nüchtern-Bestimmung besser.

Ein Wert, zwei Einheiten

Mithilfe der Blutuntersuchung lassen sich Lipoproteine wie LDL-Cholesterin messen. Um die Ergebnisse zu verstehen, kann es hilfreich sein, zu wissen, dass LDL-Cholesterin in zwei Einheiten angegeben werden kann: Die mg/dl-Einheit betrachtet das Gewicht des Cholesterins pro Volumen und kommt aus dem angloamerikanischen Raum. Die mmol/l-Einheit ist in der naturwissenschaftlichen Forschung gebräuchlicher, da sie auf der Anzahl der Teilchen basiert (Moleküle pro Liter) – also ein molekulares Maß ist. Beide Einheiten, mg/dl und mmol/l, sind gleichwertig. Sie meinen denselben Wert, aber sie drücken ihn unterschiedlich aus – ähnlich wie bei Kilogramm und Pfund oder Celsius und Fahrenheit. Wichtig ist, dass Arzt und Patient wissen, in welcher Einheit gesprochen wird, um Missverständnisse zu vermeiden. Die Formel für die Umrechnung lautet: mg/dl ÷ 38,67 = mmol/l.

REGIONALE UNTERSCHIEDE: Die Einheit mg/dl (Milligramm pro Deziliter) ist in Deutschland, den USA und vielen Ländern weltweit verbreitet. Die Einheit mmol/l (Millimol pro Liter) ist in Deutschland in den östlichen Bundesländern und in Großbritannien, Kanada, Australien sowie auch international zunehmend üblich.

Die alte Ansicht, dass „nur das Gesamtcholesterin zählt“, stimmt nicht (siehe rechts). Es ist wichtig, das zu wissen, da sich dieser Mythos hartnäckig hält und bisweilen sogar noch von Ärzten verbreitet wird. Der Gesamtwert ist deshalb zweitrangig, weil er eine relativ unscharfe Größe ist, auf deren Grundlage wenige zielführende Therapiemöglichkeiten entschieden werden können. Der entscheidende Messwert ist das LDL-Cholesterin. Nach dem LDL-C richten sich die Beurteilung des persönlichen Gefäßrisikos, die Entscheidung für eine Behandlung und die Zielwerte. Dies basiert auf großen Untersuchungen und Studien, die sich am LDL-C ausgerichtet haben. Auch das Gesamtcholesterin zeigt das Risiko an, aber es ist unschärfer als das LDL-C und es gibt keine Therapiestudien, die sich daran ausrichten. Spezialisierte Ärzte betrachten auch das ApoB und Non-HDL, die in seltenen Einzelfällen eine noch feinere Risikobeurteilung als das LDL-C ermöglichen. Aber auch für diese Werte gibt es keine Therapiestudien.

Welche Messungen meistens unnötig sind

Die zusätzliche Bestimmung von speziellen Untergruppen oder Partikeln (zum Beispiel NMR-Particle-Sizing, small-dense-LDL) ist außerhalb von Forschungsprojekten nicht notwendig, da diese Werte keine zusätzlichen Konsequenzen für weitere Untersuchungen oder andere Behandlungen haben. Dies gilt ebenso für die Laborbestimmung von oxidiertem LDL, Lp-PLA2 oder vielen anderen „speziellen" Markern: in der Forschung interessant, im Alltag selten notwendig.

WORAUF SIE VERZICHTEN SOLLTEN: Messungen, die von der Krankenkasse nicht bezahlt werden, sind in aller Regel auch nicht erforderlich. Besprechen Sie also mit Ihrem Arzt, welche Messungen durchgeführt werden sollen und ob diese erstattungsfähig sind. Sollen weitere Werte erfasst werden, sollte eine dezidierte medizinische Begründung erfolgen. Sie sollten dann beachten, dass Sie diese möglicherweise selbst bezahlen müssen.

Auf dem Laborbericht sind bisweilen bestimmte sogenannte Quotienten angegeben, etwa LDL/HDL-Ratio. Die Angabe dieser Quotienten war früher gebräuchlich, da die Meinung vorherrschte, dass hohes HDL-C immer gut sei, allerdings ist das nach neueren Daten nicht zutreffend (siehe Seite 24). Da hohes HDL-C keine schützende Wirkung hat, ist diese Angabe ohne zusätzlichen Wert für die Therapie und verwirrt die Patienten nur. Wenn Sie diese Quotienten heute dennoch auf Ihrem Laborbericht finden, ignorieren Sie sie und bitten Sie Ihren Arzt, das Labor darauf hinzuweisen, dass diese künftig nicht mit ausgedruckt werden.

DARAUF KÖNNEN SIE ACHTEN

Der Laborbericht kann verwirren und Fragen aufwerfen. Einige Tipps können helfen, Sicherheit zu gewinnen.

- Achten Sie unbedingt auf die Einheit (angegeben in mg/dl oder mmol/l) und vergleichen Sie nur identische Einheiten.
- Kleine Schwankungen sind normal. Werte können durch Messungenauigkeiten, akute und chronische Erkrankungen, Medikamente oder Jahreszeiten schwanken. Insbesondere Lipoprotein(a) kann von Schwankungen betroffen sein, die durch die Messmethodik bedingt sind.
- Wenn verschiedene Labore andere Werte zeigen, lassen Sie die Messung möglichst im gleichen Labor wiederholen. Jede Arztpraxis nutzt mitunter ein eigenes Labor, das den Bericht erstellt. Besprechen Sie das in diesem Fall mit Ihrem Arzt oder Ihrer Ärztin.
- Fragen Sie in Ihrer Hausarztpraxis nach einer Bestimmung der Lp(a). Das sollte vor allem überprüft werden, wenn Gefäßverkalkungen, Herzkrankheiten in jüngerem Lebensalter, Herz- oder Gefäßkrankheiten in der Familie oder sehr hohe Cholesterinwerte bestehen. Der Wert muss nur einmal bestimmt werden.
- Für die Blutentnahme zur Bestimmung der Lipide muss man nicht nüchtern sein. Mit einer Ausnahme: wenn die Triglyceride erhöht sind, ist eine Nüchtern-Bestimmung genauer.
- Wenn Sie Medikamente bekommen (zum Beispiel Statin) erfolgen die Messkontrollen nach Therapiebeginn und bei Dosisänderungen (meist nach drei Monaten). Danach sollte in Intervallen regelmäßig kontrolliert werden.

Das Risikoparadoxon: Hohes Risiko, großer Effekt

Ihre Werte scheinen okay und Sie wollen sich zurücklehnen? So einfach ist es leider nicht. Es geht vielmehr um Ihr persönliches Risiko.

Der Gedanke ist nachvollziehbar: „Wenn mein Cholesterinwert gar nicht so hoch ist, bringt eine Senkung nicht viel." Damit ist für viele Menschen das Problem aus der Welt und das Thema Cholesterin wird mehr oder weniger ad acta gelegt. Dabei ist nicht der Wert an sich das entscheidende Kriterium. Je höher das persönliche Risiko für ein schwerwiegendes kardiovaskuläres Ereignis (zum Beispiel einen Herzinfarkt) ist, desto mehr kann man von einer vorbeugenden Maßnahme (zum Beispiel körperliche Aktivität oder Cholesterinsenkung) profitieren. Menschen mit sehr hohem Risiko profitieren am meisten – auch wenn sie sich oft schon „gut eingestellt" fühlen. Es ist daher wichtig, Ihr persönliches Risiko zu kennen und auf dieser Grundlage Ihre Cholesterinwerte sowie mögliche Maßnahmen zu beurteilen.

Lassen Sie mich das an einem Beispiel kurz verdeutlichen. Nehmen wir den Effekt einer Maßnahme, die das Risiko für einen Herzinfarkt um 25 Prozent reduzieren kann, zu denken wäre da etwa an eine niedrig dosierte Tablette zur Cholesterinsenkung. Denken wir uns nun eine Gruppe von Menschen, die ein Risiko für einen Herzinfarkt von 60 Prozent in den nächsten zehn Jahren haben. In dieser Gruppe bekommen also statistisch von 100 Personen ohne eine Behandlung 60 Personen innerhalb von zehn Jahren einen Herzinfarkt. Wenn nun alle Mitglieder dieser Gruppe die präventive Maßnahme anwenden, also beispielsweise diese Tablette einnehmen, werden 25 Prozent der Ereignisse verhindert, es treten folglich 15 Herzinfarkte weniger auf. Stellen wir uns jetzt eine zweite Gruppe von Personen vor, die ein niedrigeres Herzinfarktrisiko von 16 Prozent in zehn

Jahren haben. Dieselbe Maßnahme mit einer Risikoreduktion von 25 Prozent würde in diesem Fall vier Herzinfarkte verhindern.

Der Vorteil durch ein und dieselbe Maßnahme ist also für Personen in der ersten Gruppe höher als in der zweiten Gruppe. Daher richten sich die Empfehlungen für Maßnahmen zur Vorbeugung (Prävention) von Herz- und Gefäßkrankheiten immer nach dem individuellen Risiko der betroffenen Person. Für die Entscheidung, ob zusätzlich zu einer Veränderung des Lebensstils Medikamente zur Cholesterinsenkung sinnvoll sind, ist deshalb die Abschätzung Ihres individuellen Risikos der erste Schritt. Nach diesem Risiko richtet sich dann der persönliche LDL-C-Zielwert. Zusammengefasst: Je höher das persönliche Risiko, desto größer ist der Vorteil einer Lipidsenkung und desto tiefer sollte das Cholesterin gesenkt werden.

Wie Sie Ihr persönliches Risiko herausfinden

Um herauszufinden, wie hoch Ihr persönliches Risiko ist, in einem bestimmten Zeitraum (meistens bezieht sich das auf die nächsten zehn Jahre) an einer kardiovaskulären Erkrankung zu sterben oder eine solche zu erleiden, muss eine Reihe von Risikofaktoren erfasst werden. Das Lebensalter spielt leider gegen uns, je älter wir werden, desto steifer und potenziell verkalkter werden auch unsere Gefäße, auch das Geschlecht ist von Bedeutung: Bei Männern steigen Cholesterin und Herzinfarktrisiko früher an als bei Frauen – leider holen diese jedoch nach den Wechseljahren auf (siehe Seite 32). Entscheidend ist auch, ob Sie Raucher oder Nichtraucher sind. Rauchen ist Gift für die Gefäße und potenziert die negativen Effekte von Cholesterin. Auch der Zusammenhang von Blutdruck und LDL-Cholesterin spielt eine große Rolle. Je höher Ihr Blutdruck, desto schlechter! Darüber hinaus gibt es einige Zusatzinfos, die die Einschätzung verfeinern: Diabetes, Nierenfunktion, Lp(a), Familienanamnese, BMI (Body-Mass-Index), körperliche Aktivität sind Faktoren, die genauere Diagnosen ermöglichen. All diese Faktoren werden in geprüfte Risikotests übertragen. Anhand dieser sogenannten Scores kann dann Ihr individuelles Risiko bestimmt werden. Sie werden in den folgenden Kapiteln viel darüber erfahren, welche Rolle die potenziellen Risikofaktoren spielen und wie Sie diese reduzieren können.

DER SCORE ALS ANHALTSPUNKT: Tatsächlich existiert keine Glaskugel auf einem roten Samtkissen, in der die persönliche Zukunft sichtbar wird. Ein Risikotest gibt vielmehr das durchschnittliche Risiko in einer bestimmten Konstellation von Risikofaktoren an. Stellen Sie sich 100 Personen vor, die sich nicht von Ihnen unterscheiden. Der Risikotest sagt zwar gut vorher, wie viele dieser Personen in den nächsten Jahren einen Herzinfarkt erleiden werden. Er weiß jedoch nicht, bei welchen Personen dies der Fall sein wird.

Der Risikotest SCORE2

SCORE2 steht für „Systematic Coronary Risk Estimation, Version 2", mit diesem Test wird also systematisch Ihr persönliches Risiko für eine kardiovaskuläre Erkrankung festgestellt. Man kann an dem Score sehen, wie man prinzipiell Risiko beurteilen kann. Entwickelt wurde er von der Europäischen Gesellschaft für Kardiologie (ESC) und gilt in Europa als Standard (heartscore.org).

Die Entwickler haben über viele Jahre Daten von mehreren Hunderttausend Menschen in Europa analysiert und statistische Modelle gebaut, die zeigen, wie stark die oben genannten Faktoren in ihrem Zusammenspiel das Risiko beeinflussen. Anschließend wurden die Modelle an aktuelle Krankheitsraten in verschiedenen Regionen angepasst, damit die Zahlen realistisch für ein bestimmtes Land oder eine Region sind. Regionen in Europa und auf der Welt unterscheiden sich in Bezug auf den genetischen Hintergrund der Bevölkerung, die Lebensgewohnheiten und vor allem auch im Hinblick auf Lebensstandard und Gesundheitssystem. Dabei muss man auch Grenzen berücksichtigen. Zum Beispiel wird es schwierig mit der Feinabstimmung, wenn Personen aus anderen Ländern stammen und jetzt in Deutschland leben. Ein Score bildet immer Durchschnittswerte ab. Für ältere Menschen wurde das Modell so erweitert, dass es konkurrierende Risiken berücksichtigt (SCORE2-OP). Das kann beispielsweise der Tod durch andere Ursachen sein. Auch wird hier zusätzlich eine Aussage zum Fünf-Jahres-Risiko getroffen, da dieser Zeitraum bei sehr alten Menschen häufig relevanter ist als zehn Jahre.

Der SCORE2-Test benötigt folgende Eingaben: Alter, Geschlecht, Rauchen, systolischer Blutdruck (der obere Wert, zum Beispiel 140 mmHg) und Gesamtcholesterin (oder LDL). Der Test berechnet das prozentuale Risiko für das erste Herz-Kreislauf-Ereignis (egal, ob tödlich oder nicht tödlich) innerhalb der nächsten zehn Jahre. Das Ergebnis wird in Prozent ausgedrückt: Ein „Zehn-Jahres-Risiko von 8 Prozent" bedeutet also: Von 100 Personen mit genau diesem Risikoprofil würden statistisch etwa acht innerhalb von zehn Jahren einen Herzinfarkt, Schlaganfall oder kardiovaskulären Tod erleiden. Nehmen wir als Beispiel einen 55-jährigen Mann, Nichtraucher, Blutdruck 140 mmHg, LDL 150 mg/dl. Sein SCORE2-Risiko beträgt etwa 7 Prozent, was ein erhöhtes Risiko anzeigt, das heißt, diese Person profitiert von Prävention.

Risikorechner nicht für jeden geeignet

Es gibt verschiedene Fälle, für die der Risikorechner nicht zutreffend ist, da Faktoren vorliegen, die per se ein sehr hohes Risiko darstellen. Das sind beispielsweise Menschen mit bereits bekannter Herz-Kreislauf-Erkrankung, schwerer chronischer Nierenkrankheit (CKD), bekannter Familiärer Hypercholesterinämie (siehe Seite 46), sehr hohem Lipoprotein(a). In diesen Gruppen gelten andere Regeln oder Zielwerte. Diese Faktoren definieren ein erhöhtes Risiko, das durch die Rechner nicht erfasst wird.

Bestimmte Risikofaktoren, die die Risikoabschätzung genauer machen können, können durch den SCORE-Test nicht abgebildet werden. Dazu gehört die Familiengeschichte, der Wert für die Nierenfunktion, schweres Übergewicht, der sozioökonomische Status, psychiatrische Erkrankungen wie etwa eine Depression sowie manche Entzündungsmarker. Zu den wichtigen Faktoren, die das Gefäßrisiko erhöhen, gehören auch chronische entzündliche Erkrankungen wie zum Beispiel Rheuma oder HIV.

Das alles kann in erheblichem Maße das Risiko beeinflussen und erfordert eine ärztliche Einschätzung. Weiterhin können Messfehler oder eine falsche Regionseinstellung das Ergebnis verfälschen. Besprechen Sie Messungen und Werte daher immer mit Ihrer Ärztin oder Ihrem Arzt.

Ein Blick in die Gefäße

Klassische Risikotests sind wichtig, jedoch sind die Angaben der Risikorechner immer nur Durchschnittswerte und berücksichtigen nicht, wie stark die Gefäße individuell schon verändert sind. Hier kommt die vaskuläre Bildgebung ins Spiel. Mit Methoden wie Ultraschall der Halsschlagader (Carotis-Intima-Media-Dicke oder Plaques), CT-Koronarangiografie oder Calcium-Scoring (CT) kann man sehen, ob Gefäße bereits Ablagerungen (Plaques) oder Verkalkungen aufweisen. So erkennt man Gefäßschäden, lange bevor die betroffene Person etwas merkt. Beachten Sie dabei jedoch, dass diese Untersuchungen in der Regel nicht zu den klassischen Check-up-Leistungen der gesetzlichen Krankenkassen gehören. Hierbei gilt: Wenn sich durch die bildgebenden Verfahren keine Ablagerungen zeigen, ist das Risiko oft niedriger als gedacht. Eine gewisse Entwarnung kann in diesem Fall gegeben werden, hier stehen die Lebensstilfaktoren (etwa Nichtrauchen, Bewegen, Normalgewicht anstreben) im Vordergrund und es ist nicht zwingend notwendig, sofort Medikamente zu nehmen.

Im Umkehrschluss heißt das jedoch: Wenn eine Bildgebung frühe Veränderungen zeigt, auch bei „normalen" Cholesterinwerten, bedeutet das: Das Risiko ist höher, eine intensivere Vorsorge vonnöten und nach Absprache mit Ihrem Arzt sind bereits Medikamente sinnvoll. Eine wiederholte Bildgebung kann zeigen, ob sich Plaques stabilisieren oder nicht weiter zunehmen. Gerade bei Cholesterinsenkung (etwa mit Statinen oder PCSK9-Hemmern) sieht man, dass Plaques langsamer wachsen oder stabiler werden. Die vaskuläre Bildgebung dient also dazu, Ihr individuelles Risiko genauer einzuschätzen. Damit kann auch die Therapie besser angepasst werden und Fortschritte oder Verschlechterungen sind schneller sichtbar.

Weitere Risikofaktoren

Zusätzlich zu den sogenannten klassischen Risikofaktoren gibt es eine Reihe weiterer Faktoren, von denen bekannt ist, dass sie das kardiovaskuläre Risiko erhöhen. Je mehr dieser Faktoren auf einen Menschen zutreffen, desto stärker profitiert er von einer Cholesterinsenkung. Das gilt beispielsweise für eine familiäre Vorbelastung mit frühzeitigen kardiovaskulären Erkrankungen (CVD). Gibt es also in

DIE RISIKOKATEGORIEN

RISIKO	RISIKOFAKTOREN	ZIEL
SEHR HOHES RISIKO SCORE2/SCORE2-OP Risiko > 20 %	Menschen, die eine schwere Herz- oder Gefäßerkrankung oder andere eindeutige Vorbelastungen haben: – Herzinfarkt, Schlaganfall, Bypass-OP, Stent – Verkalkungen in den Blutgefäßen – Diabetes mit Organschäden (z. B. Niere, Herz, Auge) – Chronische Nierenerkrankung (starke Einschränkung) – Familiäre Hypercholesterinämie mit weiterem Risikomarker	LDL-C unter 55 mg/dl (1,4 mmol/l)
HOHES RISIKO SCORE2/SCORE2-OP Risiko 10 – 20 %	Menschen mit deutlich erhöhten Risikofaktoren, aber noch ohne nachgewiesene Erkrankung: – Stark erhöhtes LDL-Cholesterin (> 190 mg/dl / 4,9 mmol/l) – Blutdruck über 180/100 mmHg – Diabetes ohne Organschaden, aber schon länger bestehend oder mit weiteren Risikofaktoren – Familiäre Hypercholesterinämie	LDL unter 70 mg/dl (1,8 mmol/l)
MODERATES RISIKO SCORE2/SCORE2-OP Risiko 2 – 10 %	Menschen mit einzelnen Risikofaktoren, aber ohne starke Ausprägung: – Leicht erhöhter Blutdruck oder LDL-Wert	LDL unter 100 mg/dl (2,6 mmol/l)
NIEDRIGES RISIKO SCORE2/SCORE2-OP Risiko < 1 %	Keine relevanten Risikofaktoren, jung, gesunder Lebensstil	LDL unter 116 mg/dl (3,0 mmol/l)

Die Risikobewertung ist dynamisch: Wer heute ein niedriges Risiko hat, kann innerhalb weniger Jahre in eine andere Risikogruppe rutschen, wenn beispielsweise Blutdruck, Blutzucker oder Körpergewicht steigen. Mehrere kleinere Risikofaktoren zusammen können in Summe mehr Schaden anrichten als ein einzelner hoher Wert. Außerdem verstärken sich Risikofaktoren gegenseitig. Sie wirken dabei nicht additiv, sondern multiplizierend. Was heißt das? Rauchen verdoppelt das Risiko, Bluthochdruck verdoppelt es ebenfalls. Eine zweifache Verdopplung bedeutet somit ein vierfach höheres Risiko. Der Grund dafür liegt darin, dass mehrere Schädigungen gleichzeitig die Gefäßwand belasten und schneller Atherosklerose verursachen.

Ihrer Familie bereits Vorkommnisse wie Herzinfarkte oder Schlaganfälle? Das sollte Sie wachsam für Ihre eigene Gefäßgesundheit werden lassen, eine Cholesterinsenkung kann Ihr eigenes Risiko hier signifikant senken.

ERHÖHTE AUFMERKSAMKEIT NÖTIG: Bestimmte ethnische Gruppen wie etwa südasiatische Menschen besitzen ein höheres Risiko für Probleme mit dem Cholesterin als andere. Auch hier ist erhöhte Aufmerksamkeit angesagt und Sie sollten mit Ihrem Arzt darüber sprechen.

Fast schon banal mag der Hinweis auf Stresssymptome und psychosoziale Belastungen klingen, da diese so gut wie jedes gesundheitliche Problem befördern. Trotzdem auch an dieser Stelle noch mal der explizite Verweis auf die Lebensführung. Die Vermeidung von negativem Stress und der gezielte Abbau, wenn er dann doch entstanden ist, haben auch großen Einfluss auf Ihre Gefäße.

Soziale Benachteiligung ist ein Faktor, der sich indirekt auswirkt. Oft ist beispielsweise die Ernährung unvorteilhafter (mehr Fast Food, mehr Zucker etwa) und auch die finanziellen Möglichkeiten sind eingeschränkt. Gerade deshalb ist es wichtig, hier ebenfalls Wege zu finden, trotzdem einen gesunden Lebensstil zu führen. In Zusammenhang damit ist auch das Thema Adipositas zu sehen. Ungesunde Ernährung mit einer schlechten Kalorienbilanz sowie ein Lebensstil der überwiegend daheim auf dem Sofa stattfindet, dienen der Gesundheit definitiv nicht.

Dazu kommen verschiedene Formen von Erkrankungen wie etwa chronische immunvermittelte Krankheiten, entzündliche Erkrankungen oder auch HIV, die sich negativ auf den Cholesterinhaushalt auswirken. Bei schweren psychiatrischen Erkrankungen ist häufig die Frage der Lebensführung entscheidend, die durch Depressionen und andere Krankheiten stark eingeschränkt ist und beispielsweise wenig Bewegungselemente aufweist. Weitere Krankheitsfaktoren, die negative Auswirkungen auf die Gefäßgesundheit haben können, sind etwa die Vorgeschichte einer vorzeitigen Menopause, eine Präeklampsie oder andere hypertensive Schwangerschaftserkrankungen oder auch das obstruktive Schlafapnoe-Syndrom. Für die Biomarker im Blut gilt erhöhte Aufmerksamkeit bei anhaltend erhöhtem hs-CRP (> 2 mg/l, hochsensitive C-reaktive Protein) sowie bei erhöhtem Lp(a) (> 50 mg/dl oder > 105 nmol/l).

Das Konzept des Lebenszeitrisikos

Manchmal ist es gefährlich, nur auf den Moment zu schauen. Das führt uns auch zu der entscheidenden Schwäche der Zehn-Jahres-Tests: Sie unterschätzen die Bedeutung von Risikofaktoren im jüngeren Lebensalter. Junge Menschen mit ungesundem Lebensstil erhalten trotzdem oft eine Einschätzung im „niedrigen Risiko", einfach nur, weil sie jung sind und das Lebensalter im Test eine relativ starke Gewichtung hat. Das verleitet dazu, allzu sorglos zu leben und potenzielle Risikofaktoren für Gefäßerkrankungen geringzuschätzen. Es lohnt sich daher immer, das sogenannte Lebenszeitrisiko im Blick zu behalten. Gemeint ist damit im Grunde vorausschauendes Verhalten beim eigenen Lebensstil. Wer beispielsweise in jungen Jahren raucht, erhöht sein Risiko mit jedem Tag und jeder Zigarette. Der Gedanke des Lebenszeitrisikos weitet den Blick, man betrachtet die Wahrscheinlichkeit, bis zum 70. oder 80. Lebensjahr ein kardiovaskuläres Ereignis zu erleiden.

Diese Wahrscheinlichkeit lässt sich nicht in einem Wert ausdrücken, doch ein Bewusstsein dafür, dass selbst „kleine" Risikofaktoren in jungen Jahren sich stark aufsummieren, hilft bei der eigenen Lebensführung. Der Schaden am Gefäß ergibt sich nicht nur aus der Höhe der schädigenden Kraft (zum Beispiel Cholesterin, Blutdruck, Inhaltsstoffe des Zigarettenrauchs), sondern auch wesentlich aus der Dauer der Einwirkung (Exposition). Je länger Sie also ungesund leben, desto stärker steigt das Risiko für verschiedene Krankheiten, und nicht zuletzt eben auch für Schäden im kardiovaskulären Bereich. Umgekehrt ergibt sich die große Chance einer wirksamen Vorbeugung durch das rechtzeitige Erkennen von Risikofaktoren in möglichst jungem Lebensalter und eine entsprechende Anpassung des Lebensstils. Fazit: Je früher man Risikofaktoren reduziert, desto länger bleiben Gefäße gesund. Ein früher Start bringt den größten Langzeiteffekt.

Vom Einfluss der Gene

Bei der Familiären Hypercholesterinämie (FH) handelt es sich um eine angeborene Fettstoffwechselstörung. In Deutschland ist etwa einer unter 250 bis 300 Menschen von der FH betroffen, es handelt sich damit um eine häufige Erkrankung. Erkannt und behandelt wird diese

Fettstoffwechselstörung jedoch nur bei etwa 15 Prozent der Patienten. Daher soll der Familiären Hypercholesterinämie hier etwas mehr Raum zugestanden werden.

Personen mit FH sind durch genetisch bedingte und von Geburt an bestehende hohe Konzentrationen von Cholesterin im Blut betroffen. Dies kann, insbesondere in Kombination mit weiteren Risikofaktoren, zur Entstehung von Atherosklerose und deren Folgeerkrankungen schon in jüngerem Lebensalter führen. Wir wissen nun, dass normalerweise der LDL-Rezeptor dabei hilft, Cholesterin aus dem Blut zu entfernen. Bei FH funktioniert dieser durch eine genetische Veränderung jedoch nicht richtig oder fehlt ganz. Das LDL kann somit nicht ausreichend aus dem Blut entfernt werden und lagert sich in den Gefäßen an, was zu einem deutlich erhöhten Risiko für Herzinfarkt und Schlaganfall führt.

Die meisten Formen der FH werden autosomal-dominant vererbt und die meisten Betroffenen sind heterozygot. Heterozygot bedeutet, dass eine Genkopie normal und eine verändert ist. Eine einzige veränderte Genkopie reicht aus, um die Krankheit auszulösen. Das ist die häufigste Form der Erkrankung. Das bedeutet: Wenn ein Elternteil betroffen ist, besteht eine 50-prozentige Wahrscheinlichkeit, dass ein Kind die Erkrankung ebenfalls bekommt. Patienten mit heterozygoter FH erkranken ohne Behandlung deutlich früher als gesunde Menschen an einer Arteriosklerose und erleiden infolgedessen häufiger einen Herzinfarkt oder Schlaganfall, zumeist vor dem 60. Lebensjahr. Jeder Mensch hat von jedem Gen zwei Kopien – eine von der Mutter, eine vom Vater. Bei der sehr seltenen homozygoten Form sind beide Genkopien verändert. Hier müssen bereits beide Eltern ein mutiertes Gen tragen. Diese Form ist besonders schwerwiegend mit extrem hohen Cholesterinwerten und einer malignen Atherosklerose bereits im Kindesalter. Ohne eine Therapie versterben bei dieser Form viele Betroffene vor dem 20. Lebensjahr.

Die angeborene Fettstoffwechselstörung ist deshalb so gefährlich, weil sie sich über viele Jahre hinweg nicht durch Beschwerden bemerkbar macht. Ein hoher Cholesterinwert verursacht keine Schmerzen. Nur bei einem Teil der Betroffenen deuten äußere Anzeichen auf die erbliche Erkrankung hin: Es können sich sogenannte Xanthome – gelbliche Fettknötchen – bilden, etwa an Sehnen oder in der Haut. Auch an den Augenlidern treten manchmal solche Ablagerungen auf, Xanthelasmen genannt. Ein weiteres mögliches Zeichen ist der Arcus corneae – ein gelblich-weißer Ring um die Iris des Auges. Dieser ist bei älteren Menschen häufig harmlos, tritt er jedoch vor dem 45. Lebensjahr auf, sollte an eine FH gedacht werden. Diese Lipidablagerungen an der Haut oder im Auge sind abgesehen von kosmetischen Problemen harmlos. Das eigentliche Risiko liegt unsichtbar in den Blutgefäßen: Dort können sich atherosklerotische Plaques bilden, die mit der Zeit zu ernsten Durchblutungsstörungen führen. Beschwerden treten meist erst dann auf, wenn die Erkrankung bereits fortgeschritten ist – etwa als Atemnot bei Belastung, Brustschmerzen oder Schmerzen in den Beinen beim Gehen.

Der erste Schritt zur Diagnose einer FH ist eine Blutabnahme zur Bestimmung des LDL-Cholesterinwerts. Liegt dieser über 5 mmol/l beziehungsweise 190 mg/dl), sollte an eine angeborene Störung des Fettstoffwechsels gedacht werden. Weiterhin wichtig ist eine sorgfältige Erhebung der Familiengeschichte: Gibt es nahe Verwandte, also Eltern, Geschwister oder Großeltern, die an einer Fettstoffwechselstörung leiden? Sind in der Familie bereits Herzinfarkte oder Schlaganfälle in jungen Jahren aufgetreten? Gibt es äußerliche Fettablagerungen, etwa am Auge, bei jüngeren Familienmitgliedern? Wenn eine oder mehrere dieser Fragen mit Ja beantwortet werden können, spricht man von einer positiven Familienanamnese. Die Diagnose einer Familiären Hypercholesterinämie gilt als gesichert, wenn ein stark erhöhter LDL-Wert vorliegt und entweder äußere Fettablagerungen oder eine positive Familiengeschichte vorhanden sind.

Ein genetischer Test kann die Diagnose zusätzlich absichern. Die Behandlung richtet sich nach dem LDL-C. Allerdings ist es im Hinblick auf die rasante Weiterentwicklung molekularer Therapien wichtig, die Diagnose präzise zu stellen. Dies verbessert auch die Therapietreue. Vor allem dient die genetische Diagnose zum Familien-screening. Allerdings gelingt es in etwa 20 Prozent der Fälle nicht, ein konkretes krankheitsverursachendes Gen nachzuweisen, denn bislang sind noch nicht alle beteiligten Gene bekannt. Manchmal sind auch mehrere genetische Veränderungen gleichzeitig für das Krankheitsbild verantwortlich. In vielen Fällen geht die Familiäre Hypercholesterinämie mit einem erhöhten Lipoprotein(a)-Wert einher. Auch dieser Wert sollte daher einmalig im Blut bestimmt werden. Wird die Diagnose gestellt, sollten unbedingt die Angehörigen ersten Grades, insbesondere die Kinder, untersucht werden.

So schwer die Folgen der Familiären Hypercholesterinämie auch sein können – die Behandlungsmöglichkeiten sind heute sehr gut. Zwar lässt sich das vererbte genetische Programm nicht verändern, sehr wohl aber der erhöhte Cholesterinwert und weitere Risikofaktoren, wie Rauchen, Bluthochdruck oder Bewegungsmangel, die die Gefäßgesundheit zusätzlich gefährden. Diese Faktoren können die schädliche Wirkung des LDL-Cholesterins noch verstärken, darum ist ihre Kontrolle besonders wichtig. Bei der häufigeren heterozygoten Form kann eine rechtzeitige Therapie das Risiko für Herz-Kreislauf-Erkrankungen auf das Niveau gesunder Menschen senken. Gerade deshalb ist es so problematisch, dass diese Erkrankung in Deutschland noch immer zu selten erkannt wird – und vielen Betroffenen somit eine wirksame Behandlung vorenthalten bleibt.

Sowohl Patientinnen und Patienten als auch Ärztinnen und Ärzte sind stärker für diese häufige erbliche Störung zu sensibilisieren. Die regelmäßige Teilnahme an den Check-up-Untersuchungen ab dem 35. Lebensjahr, bei denen auch die Blutfettwerte kontrolliert werden, kann ebenso wichtig sein wie ein frühzeitiger Arztbesuch bei bekannten Fettstoffwechselstörungen oder frühzeitigen Herz-Kreislauf-Ereignissen in der Familie. Fachgesellschaften wie die Deutsche Gesellschaft für Kardiologie haben vorgeschlagen, Cholesterin im Kindesalter, zum Beispiel im Rahmen der U9, zu screenen.

Ihr Plan für gesunde Gefäße

Neben den Cholesterinwerten an sich spielt Ihre Lebensführung für Ihre Gefäßgesundheit eine große Rolle. Hier können Sie handeln.

Wie Sie bereits erfahren haben, ist eine Senkung des Cholesterins in vielen Fällen eine gute Idee, selbst wenn keine akuten Beschwerden vorliegen. Wenn der LDL-Cholesterinwert im Blut sinkt, hat das gleich mehrere positive Effekte auf die Gefäße. Es entstehen keine neuen Ablagerungen (und gar keine, wenn noch keine vorhanden waren). Weniger LDL im Blut bedeutet, dass sich auch weniger Cholesterin in den Arterienwänden ablagern kann. Die bereits vorhandenen Ablagerungen werden stabiler, denn die sogenannten Plaques reißen seltener auf. Dadurch sinkt die Wahrscheinlichkeit für einen Herzinfarkt oder Schlaganfall. In manchen Fällen bilden sich Ablagerungen sogar zurück. Studien mit speziellen Ultraschallverfahren im Inneren der Gefäße haben gezeigt, dass sich Plaques bei sehr niedrigen LDL-Werten langsam verkleinern können. Auch wenn die Gefäße schon krank sind, lohnt sich eine Senkung des Cholesterins. Große klinische Studien haben gezeigt: Selbst bei Ausgangswerten von 70 bis 100 mg/dl bringt eine weitere Senkung von LDL deutlich weniger Herzinfarkte und Schlaganfälle. Der Nutzen hängt dabei vom individuellen Risiko ab – je höher das persönliche Risiko, desto mehr kann durch eine Cholesterinsenkung erreicht werden. Diese Senkung jedoch ist nicht zuletzt auch ein Effekt einer generellen Beschäftigung mit dem eigenen Lebensstil.

Prüfen Sie Ihren Lebensstil

Cholesterin spielt eine sehr wichtige Rolle bei der Entstehung von Gefäßverkalkungen und steht selbstverständlich im Mittelpunkt dieses Ratgebers. Wie so oft lässt sich aber ein einzelner Faktor nicht für sich allein betrachten, sondern steht immer im Zusammenhang und in Abhängigkeit mit weiteren Faktoren. Viele Einflüsse, die unsere Gefäße schützen, wirken unabhängig vom Cholesterinspiegel. Es lohnt sich also immer, den Blick auf die gesamte Lebensführung zu richten. Die ist Ihr Ausgangspunkt für ein gesundes und langes Leben. Denken Sie an Ihr Auto: Je schonender Ihre Fahrweise ist, desto länger wird es unabhängig von gezielten Maßnahmen wie Reifenwechsel oder Ähnlichem halten. Messwerte wie die Cholesterinwerte sind die Werkstatttermine, bei denen geschaut wird, ob etwas repariert werden muss. Der Vergleich ist übrigens durchaus berechtigt, nicht wenige Menschen scheinen mehr Wert auf die Schonung ihres fahrbaren Untersatzes zu legen, als auf die Pflege ihres Körpers. Wenn man die Parallele zieht, erschließt sich die Notwendigkeit regelmäßiger Gesundheitsvorsorge und einer entsprechenden Lebensführung vielleicht schneller. Im Folgenden finden Sie eine Übersicht, auf welchen Feldern Sie mit Ihrem persönlichen Lebensstil Eingriffsmöglichkeiten auf Ihre Gefäßgesundheit haben.

Grundsätzlich gibt es einige Fragen, die Sie sich zu Ihrem Lebensstil stellen sollten. Allen voran: Rauchen Sie? Und haben Sie vielleicht schon häufiger überlegt, den Glimmstängeln abzuschwören? Nun, der beste Zeitpunkt dafür ist: jetzt. Wer mit dem Rauchen aufhört, verbessert die Funktion seiner Gefäße und das sofort. Er senkt Entzündungsprozesse im Körper und reduziert deutlich das Risiko für Herzinfarkt und Schlaganfall. Wie Sie das Thema angehen können, erfahren Sie im Kapitel „Rauchfrei: Gefäßschutz von Kopf bis Fuß" ab Seite 146.

Es scheint fast ein Allgemeinplatz und man wundert sich, dass es doch immer wieder erwähnt werden muss, aber: Regelmäßige körperliche Aktivität wirkt sich auf so gut wie jede Region und Funktionalität unseres Körpers positiv aus. Im Hinblick auf unser Thema ist wichtig, dass sie die Gefäßwände stärkt, den Blutdruck reguliert und die Zuckerverarbeitung im Körper verbessert. Auf den Cholesterinspiegel hat Bewegung mitunter enorme Auswirkungen: Das LDL-Cholesterin („schlechtes Cholesterin") bleibt zumindest oft gleich, das HDL-Cholesterin („gutes Cholesterin") kann steigen. Bei Personen mit erhöhten Triglyceriden kommt es häufig zu einer Senkung. Mehr zu den fabelhaften Effekten von mehr Bewegung erfahren Sie im Kapitel „Bewegung: Medizin für Ihre Gefäße" ab Seite 126.

Haben Sie Ihren Blutdruck auf dem Schirm und kontrollieren Sie diesen regelmäßig? Hier gibt es zwar keinen direkten Effekt auf die Werte des Cholesterinspiegels. Doch ein normaler Blutdruck entlastet die Gefäßwände, da der mechanische Druck sinkt, und sorgt damit ganz allgemein für eine höhere Gefäßgesundheit (siehe Seite 160). Wer Diabetes oder einen erhöhten Blutzucker hat, kann durch eine gute Einstellung die „Verzuckerung" der Gefäßwände und die damit verbundene Entzündung verringern. Die Zusammensetzung der LDL wird dadurch positiv beeinflusst (weniger kleine dichte LDL), auch wenn das nicht im LDL-C-Spiegel messbar ist. Auch hier ist jedoch entscheidend: Die Gefäße werden deutlich geschont. Mehr dazu erfahren Sie ab Seite 160.

Cholesterin ist also ein zentraler Stellhebel für die Gefäßgesundheit – aber längst nicht der einzige. Lebensstiländerungen können auch auf ganz anderen Wegen die Gefäße schützen und das Risiko für Herz-Kreislauf-Erkrankungen senken. Je weniger negative „Risiko-Multiplikatoren" vorliegen, desto weniger negativ wirkt sich Cholesterin auf die Gefäßwand aus.

SO HELFEN SIE IHREN GEFÄSSEN

Sie können viel tun, um Ihre Gefäße zu schützen. Gehen Sie es Schritt für Schritt an.

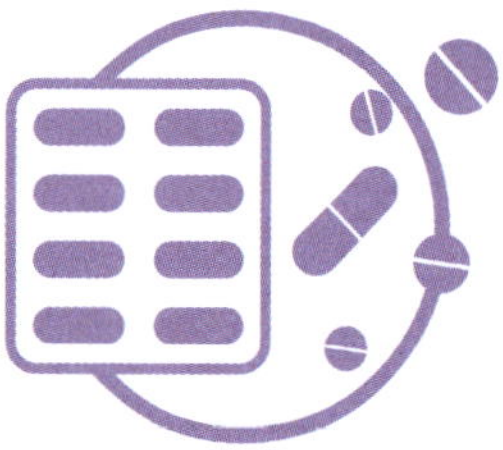

MEDIKAMENTE: Wenn Änderungen im Lebensstil, wie bei Ihrer Ernährung, nicht zu einer Senkung Ihrer Werte führen, können Medikamente helfen. Welche das sind, erfahren Sie ab Seite 87.

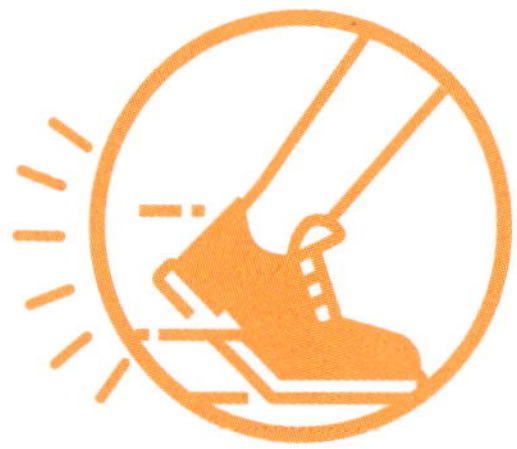

BEWEGUNG ist wahre Medizin für Ihre Gefäße. Sie müssen nicht gleich zum Leistungssportler werden. Beginnen Sie mit kleinen Schritten. Wie das gelingen kann, zeige ich Ihnen ab Seite 126.

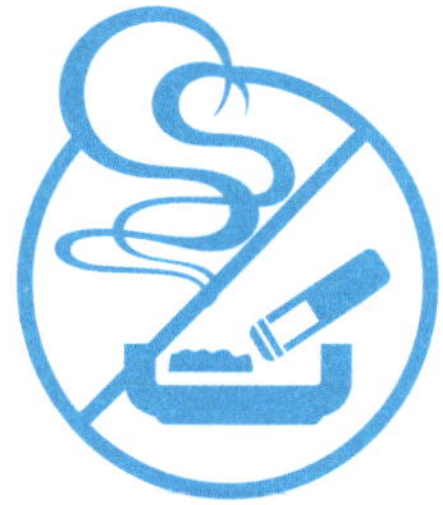

RAUCHSTOPP ist der Gamechanger für Ihr Herz und Ihre Gefäße. Damit aufzuhören ist nicht einfach. Doch Sie können auf so vielen Ebenen profitieren. Wie Sie damit starten können, steht ab Seite 146.

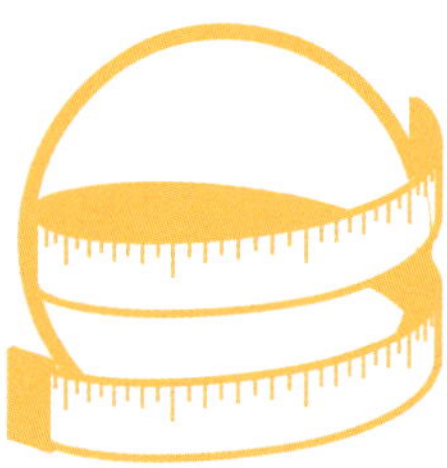

ABNEHMEN hängt mit dem wenig angenehmen Thema Kalorienzufuhr zusammen. Aber es ist der Schlüssel für Sie, um viel erreichen zu können, ganz ohne Spritzen. Lesen Sie mehr dazu ab Seite 57.

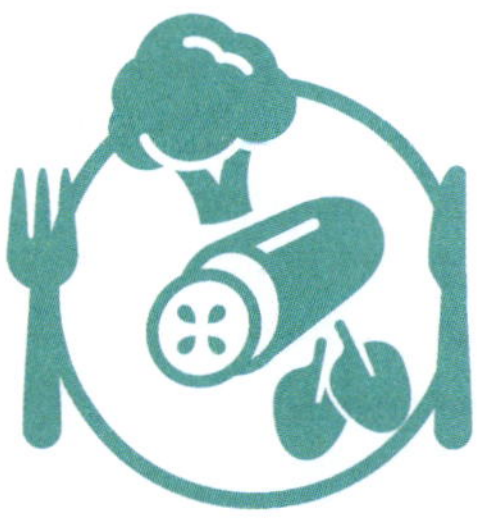

ERNÄHRUNG und Cholesterin haben eine lange gemeinsame Geschichte. Aber es kursieren viele Mythen und Missverständnisse. Warum Ernährung Teil eines gesunden Lebensstils ist, erfahren Sie ab Seite 56.

ALKOHOL und Ihre Herzgesundheit haben viel miteinander zu tun. Alkohol ist nicht nur ein Zellgift, er liefert auch eine große Portion Kalorien. Versuchen Sie, Ihren Konsum auf ein Minimum zu reduzieren.

Nutzen Sie Ihre Möglichkeiten

Wie Sie beim Konzept des Lebenszeitrisikos bereits gesehen haben, reicht es nicht, nur zu einem bestimmten Zeitpunkt die Cholesterinwerte anzuschauen, sondern es braucht einen generellen Blick auf Ihren Lebensstil. Dabei ist es wichtig, eine positive Herangehensweise zu wählen. Denken Sie also nicht darüber nach, ob Ihnen die Zigaretten oder mehr Zeit auf der Couch fehlen könnten, sondern motivieren Sie sich mit dem Gedanken daran, was eine gesunde Lebensführung Ihnen in allen Bereichen (und damit auch beim Cholesterin) bringt: ein letztlich entspannteres und meist längeres Leben. Die Auswirkungen des Lebensstils lassen sich bei drei Gruppen getrennt betrachten.

1 **DER ANFÄNGER MIT MÖGLICHKEITEN:** Das sind meist jüngere Menschen oder Personen, die noch keine größeren Gefäßschäden haben und bei denen bisher keine lange Krankengeschichte besteht. Mit einer gesunden Lebensweise lässt sich in dieser Gruppe das Risiko oft um Jahrzehnte verschieben. Durch eine angepasste Ernährung (siehe Seite 56) kann das LDL-Cholesterin um 10 bis 15 Prozent gesenkt werden, weniger Zucker und Alkohol verringern die Triglyceride und Bewegung verbessert zusätzlich die Gefäßfunktion. Der Gefäßeffekt ist enorm: Die Bildung neuer Ablagerungen (Plaques) wird stark verlangsamt. Oft bleibt die Gefäßgesundheit über viele Jahre stabil.

2 **DER FORTGESCHRITTENE MIT NEUEM POTENZIAL:** Hierzu zählen Menschen, die bereits Risikofaktoren oder erste Gefäßschäden haben, zum Beispiel sichtbare Verkalkungen im Herz-CT. Oft nehmen sie bereits Medikamente. Durch einen gezielt gesünderen Lebensstil können in dieser Phase Medikamente unterstützt und zusätzliche Risiken verhindert werden. Wer etwa Statine einnimmt, kann durch Ernährung und Bewegung das LDL-Cholesterin um weitere 10 bis 20 Prozent senken, den Blutdruck verbessern und Entzündungen reduzieren. Auch hier zeigt sich ein deutlich positiver Gefäßeffekt: Bereits vorhandene Plaques werden stabiler, reißen seltener ein und führen damit seltener zu Blutgerinnseln oder Infarkten.

3 **DER PROFI MIT ENTLASTUNGSPROGRAMM:** Das sind Menschen, die schon viele Medikamente nehmen und deren Gefäße bereits stark durch Verkalkungen geschädigt sind, zum Beispiel

nach einem Herzinfarkt. Auch hier sind Lebensstilmaßnahmen wichtig – auch wenn das LDL-Cholesterin durch Medikamente schon optimal eingestellt ist. Beispiele gibt es diverse: Hören Sie auf zu rauchen, um den chronischen Reiz der Gefäßwände durch das Nikotin zu stoppen. Beugen Sie Entzündungen vor und halten Sie Ihren Blutdruck gut im Griff. Dazu ist körperliche Bewegung wichtig, um Reserven für schlechte Zeiten aufzubauen. Das Risiko für akute Ereignisse sinkt, weil die Gefäßwände weniger gereizt sind und vorhandene Plaques ruhiger bleiben.

Egal in welcher Situation man sich befindet: Neue Plaques können verhindert werden, sodass weniger Ablagerungen in den Arterien entstehen. Vorhandene Plaques können stabilisiert werden, was das Risiko für Herzinfarkt und Schlaganfall senkt. Manche Plaques können sich sogar zurückbilden, vor allem, wenn das LDL sehr niedrig ist und gleichzeitig der Lebensstil optimal angepasst wird. Sie sehen also: Neben der regelmäßigen Kontrolle Ihrer Werte gibt es viele Möglichkeiten, gezielt Einfluss auf Ihre Gefäßgesundheit zu nehmen. Vieles ist dabei von Ihrem Alltag abhängig. Sie dürfen genießen und gut leben, doch gilt dabei, wie immer im Leben: Das Maß macht das Gift. Exzessive Lebensführung fordert ihren Tribut, oft sogar früher als später. Neben dem Verzicht auf Gefäß- und Nervengifte wie Nikotin und Alkohol liegt das Geheimnis neben regelmäßiger Bewegung auch in Ihrem Ernährungsverhalten.

WIE ERNÄHRUNG IHNEN HELFEN KANN

Was wir essen, hat wesentlichen Einfluss auf die Cholesterinwerte. Positive Veränderungen vorzunehmen, ist dabei gar nicht so schwierig. Aber Sie sollten auch die vielen Mythen, die bei diesem Thema kursieren, kennen.

Cholesterin und Ernährung: Eine eigene Geschichte

Wer sich mit seinen Ernährungsgewohnheiten auseinandersetzt und an einigen Stellschrauben dreht, kann eine Menge Dinge beeinflussen.

Kaum ein Thema beschäftigt mich mehr in den Gesprächen mit meinen Patienten als die Frage nach dem Zusammenhang zwischen unserem Essen, Blutfetten, Gewicht und Gesundheit. Die Menschen wissen – oder ahnen zumindest –, dass sie hier etwas selbst in der Hand haben und direkt beeinflussen können. Zwar fällt es vielen nicht leicht, ihre Gewohnheiten zu ändern, doch ist das häufig gar nicht so schwierig wie befürchtet. Und dass Sie sich mit diesem Buch informieren, ist doch schon ein Hinweis auf Ihre hohe Motivation, an ein paar Stellschrauben zu drehen.

Zu allen Zeiten und in allen Kulturen haben Menschen sich mit dem Zusammenhang von Ernährung und Gesundheit beschäftigt. Eines der ältesten ärztlichen Schriftstücke beispielsweise, der Papyrus Ebers in der Leipziger Universitätsbibliothek aus der Zeit von Pharao Amenhotep von etwa 1500 v. Chr., beschäftigt sich ganz wesentlich mit Themen der Ernährung. In allen Religionen und Kulturen gab und gibt es überdies die Hoffnung, durch die „richtige" Ernährung positive Effekte im Dies- und im Jenseits zu fördern. Diese intensive Beschäftigung mit dem Thema ist absolut berechtigt, denn tatsächlich hat das, was wir essen und trinken, direkten Einfluss darauf, wie wir uns fühlen, wie wir denken und wie wir leben.

Ernährung kann beispielsweise Risiken für Herz-Kreislauf-Erkrankungen und Stoffwechselstörungen erhöhen – oder sie gezielt senken. Eine ausgewogene Ernährung spendet uns Energie, stärkt unseren Stoffwechsel und hilft, diversen Krankheiten vorzubeugen. Nicht zuletzt deshalb haben Vitamine und Nahrungsergänzungsmittel auch so eine Anziehungskraft, denn hier bietet sich scheinbar eine Möglichkeit, die Wirksamkeit der eigenen Ernährung noch zu beschleunigen und zu erhöhen. Im Patientengespräch ist es oft nur eine Frage der Zeit und des Vertrauens, bis die meisten Menschen berichten, zumindest gelegentlich zu entsprechenden Präparaten zu greifen. Es ist dabei nicht überraschend, dass es viele unterschiedliche Erfahrungen und Meinungen dazu gibt. Sowohl zum grundsätzlichen Thema Ernährung als auch zur Frage der ergänzenden Möglichkeiten werden Sie hier vor allem auf wissenschaftlichen Fakten beruhende Informationen finden. Darüber zu reden, ist wichtig, weil Wissen der erste Schritt zur Veränderung ist.

Klar ist: Eine gesunde Ernährung bedeutet wesentlich mehr als nur Vitamine und Kalorien – sie ist vor allem auch Ausdruck von Selbstfürsorge und Respekt gegenüber dem eigenen Körper. Wichtig dabei ist nicht zuletzt die Perspektive. Gesunde Ernährung ist kein strenger Plan oder Verzicht – sie ist eine bewusste Entscheidung für Lebensfreude, Vitalität und ein starkes Ich. Aber: Nichts geht von heute auf morgen, jeder kleine Schritt zählt. Frisches Gemüse statt schnell etwas aus der Fritteuse zu essen, eine Mahlzeit in Ruhe genießen statt „schnell zwischendurch" etwas runterschlingen. Gesunde Ernährung bedeutet Lebensqualität. Das Ziel ist es, Schritt für Schritt Gewohnheiten zu entwickeln, die guttun und sich dauerhaft in den Alltag integrieren lassen. Mit einer ausgewogenen Kalorienbilanz, einer mediterran inspirierten Ernährung, reichlich Ballaststoffen und einem bewussten Umgang mit Zucker und einfachen Kohlenhydraten können Sie Ihre Werte verbessern und gleichzeitig genießen. Sie werden sehen: Es fühlt sich nicht nach Verzicht an, sondern nach Gewinn. Wer mit der Ernährung aktiv an seinen Cholesterinwerten arbeiten möchte, kann sich die Sache erleichtern, indem er sich an vier einfache Ernährungsgrundsätze hält, die für unsere Gesundheit echte „Gamechanger" sein können.

Grundsatz 1: Kalorienaufnahme nicht höher als Kalorienverbrauch

Schauen wir zunächst auf die Kalorien, oder besser gesagt: auf unsere Kalorienbilanz. Diese ist nicht nur für das Körpergewicht, sondern auch für unseren Stoffwechsel entscheidend. Einfacher Grundsatz: Versuchen Sie immer, nicht mehr Kalorien aufnehmen als Sie verbrauchen. Ein ausgeglichener oder – falls nötig – leicht negativer

Energiehaushalt hilft, Übergewicht abzubauen oder zu vermeiden. Beachten Sie dabei, dass auch der Konsum von gesunden Nahrungsmitteln zu einer Erhöhung der Kalorienaufnahme führen kann. Wer etwa vermehrt Nüsse oder Obst isst, steigert erheblich die Kalorienaufnahme. Daher müssen in diesem Fall andere Komponenten der Nahrung reduziert werden, idealerweise sind das Dinge wie die schlechten Zucker in Alkohol oder in süßen Getränken.

Bei einer Zunahme des Körpergewichts sind keine positiven Effekte auf Blutzucker oder -fette möglich. Bei starkem Übergewicht ist die Reduktion der Kalorienzufuhr für die Vermeidung von Herz-Kreislauf-Erkrankungen wichtiger als die Zusammensetzung der Nahrung. Dabei kann schon ein moderates Kaloriendefizit die Blutfettwerte etwas verbessern. Bereits an dieser Stelle kommen Bewegung und Sport eine zentrale Bedeutung zu. Bewegung erhöht den Kalorienverbrauch und verschiebt das Körpergewicht vom metabolisch ungünstigen Fettgewebe zur Muskulatur. Unsere Muskeln „verbrennen“ Zucker und Fette und verbessern den Stoffwechsel. Bewegung verhindert, dass der Körper beim Abnehmen Muskelmasse abbaut, und ist ganz wichtig, um den Jo-Jo-Effekt einer erneuten Gewichtszunahme zu verhindern.

WIE MUSKELAUFBAU ZUCKER UND SCHLECHTE FETTE REDUZIERT: Bewegung hat viele positive Zusatzeffekte. Sie stärkt unseren Bewegungsapparat, verbessert die Leistung des Gehirns im Alter und das generelle Wohlbefinden. Menschen, die sich so bewegen und ernähren, dass in Summe die Kalorienaufnahme dem Kalorienverbrauch angepasst ist, können alle weiteren Überlegungen zum Thema Ernährung entspannter angehen.

Grundsatz 2: Mediterran inspirierte Ernährung ist gesund

Eine dieser Überlegungen sollte einen Fokus auf Mittelmeerkost legen. Mediterrane Ernährung ist nicht nur lecker, sondern auch sehr gesund. Sie ist die typische Kost in Ländern wie Griechenland, Italien oder Spanien – und genau dort leben viele Menschen besonders lange und bleiben im Alter oft erstaunlich fit. Wenn Sie jetzt strahlen, weil Sie ohnehin immer gerne zum „Italiener" gehen: Vorsicht, nicht alles dort ist automatisch gesund, fettige Pizza und Nudeln in Sahnesoße sind das genaue Gegenteil einer gesunden Ernährung, auch Gyros mit Pommes beim „Griechen" gehört sicher nicht zu einer gesunden Mittelmeerkost. Eine gesunde mediterrane Kost besteht vor allem aus viel frischem Gemüse. Dazu werden Vollkornprodukte, Hülsenfrüchte, Nüsse und Olivenöl kombiniert. Der Anteil an rotem Fleisch sollte möglichst gering sein. Vor allem werden möglichst wenige industriell verarbeitete Lebensmittel verwendet. Als Faustregel gilt: Die Farbe Grün sollte dominant auf dem Teller vorkommen und das Essen sollte mit eigener Hand aus den Grundbestandteilen zubereitet sein.

Der Grundpfeiler Olivenöl

Olivenöl wird durch Pressen reifer Oliven gewonnen. „Natives Olivenöl extra" (extra virgin olive oil) gilt als das hochwertigste, weil es kaum verarbeitet ist und viele gesunde Inhaltsstoffe behält. Gutes Olivenöl besteht zu etwa 70 bis 80 Prozent aus einfach ungesättigten Fettsäuren, vor allem aus Ölsäure. Diese können helfen, das LDL zu senken und gleichzeitig das HDL günstig zu beeinflussen. Olivenöl enthält viele Pflanzenstoffe (Polyphenole), zum Beispiel Oleocanthal und Hydroxytyrosol.

Dabei muss man kein Gourmet sein, um Olivenöl gesund zu nutzen. Olivenöl kann zum Beispiel gut zum Anmachen von Salaten, Gemüse, Nudeln oder Reis und zum schonenden Braten (bei mittlerer Hitze) verwendet werden. Hochwertiges Olivenöl erkennt man an der Beschriftung „Nativ extra" oder „Extra vergine" auf dem Etikett, einer dunklen Glasflasche, die das Öl vor Licht schützt und am besten die Angabe von Erntejahr und Herkunft enthält (zum Beispiel Italien, Spanien, Griechenland – oft mit Gütesiegel). Ein gutes Olivenöl riecht fruchtig, leicht grasig, und schmeckt etwas bitter oder pfeffrig. Beachten Sie aber: Hochwertiges natives Olivenöl extra sollte nicht zu stark erhitzt werden, verwenden Sie es lieber zum Dünsten oder für den Genuss kalter Speisen wie Salat.

Viele Menschen haben gehört, man solle Olivenöl nicht zum Anbraten verwenden, weil es „nicht hitzestabil" sei. Das stimmt so pauschal nicht, doch es lohnt sich, genau hinzusehen. Wenn man Öl erhitzt, verändern sich seine Bestandteile. Die gesunden Pflanzenstoffe (Polyphenole) und Vitamine können verloren gehen. Wird es zu heiß, fängt das Öl an zu rauchen, man nennt das den Rauchpunkt. Oberhalb dieses Punktes entstehen unerwünschte Stoffe, die nicht mehr gesund sind (zum Beispiel sogenannte Aldehyde). Der Rauchpunkt hängt davon ab, wie stark das Öl verarbeitet (raffiniert) ist. Er liegt für natives Olivenöl extra bei etwa 160 bis 180 Grad Celsius und damit unter der Temperatur von starkem Anbraten oder Frittieren. Für raffiniertes Olivenöl (zum Beispiel „Olivenöl" ohne „nativ extra") oder gemischte Bratöle liegt der Rauchpunkt dagegen bei etwa 220 Grad. Ein hochwertiges, kalt gepresstes Olivenöl ist also für leichtes bis mittleres Anbraten völlig in Ordnung, jedoch nicht für scharfes Anbraten. Dafür nimmt man besser andere hitzestabile Öle, etwa Rapsöl. Olivenöl als Bestandteil der Mittelmeerkost ist eine gesunde Alternative als Ersatz von Butter, Margarine und „schlechten" Ölen, aber es enthält natürlich Kalorien und sollte nicht zusätzlich konsumiert werden.

Grundsatz 3: Ballaststoffe sind gut für unseren Stoffwechsel

Hülsenfrüchte weisen einen besonderen Vorteil auf, der sie so gesund macht: Sie enthalten viele Ballaststoffe. Ballaststoffreiche Lebensmittel sind aus mehreren Gründen besonders wertvoll für die Gesundheit, deshalb lohnt es sich, sie bewusst zu bevorzugen. Vor allem lösliche Ballaststoffe (zum Beispiel aus Hafer, Gerste, Hülsenfrüchten, Äpfeln, Karotten) binden beispielsweise Gallensäuren im Darm. Diese Gallensäuren sind Abbauprodukte von Cholesterin. Sie werden in der Gallenblase gespeichert und bei fetthaltigen Mahlzeiten in den Darm abgegeben, dort helfen sie, Fette aus der Nahrung zu lösen und zu verdauen (so ähnlich wie Spülmittel Fett löst). Nach der Fettverdauung werden die Gallensäuren über den sogenannten enterohepatischen Kreislauf größtenteils wieder zurück in die Leber transportiert. Der Körper „recycelt" sie also, um Cholesterin zu sparen. Ballaststoffe „fangen" diese Gallensäuren wie ein Schwamm im Darm ab und verhindern, dass diese wieder zur Leber zurückgelangen. Stattdessen werden diese Gallensäuren mit dem Stuhl ausgeschieden. Dadurch muss die Leber für die Produktion von neuen

BALLASTSTOFFE – DA STECKEN SIE DRIN

Auf einen gesunden Gehalt an Ballaststoffen zu kommen, ist gar nicht schwer und vor allem auch lecker! Aber auf die Mischung kommt es an.

Brokkoli
3,0 g pro 100 g

Paprika
3,6 g pro 100 g

Himbeere
4,6 g pro 100 g

Karotten
4,8 g pro 100 g

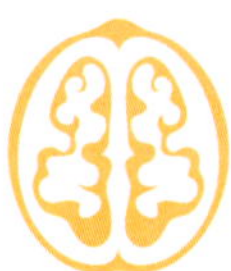

Walnüsse
4,8 g pro 100 g

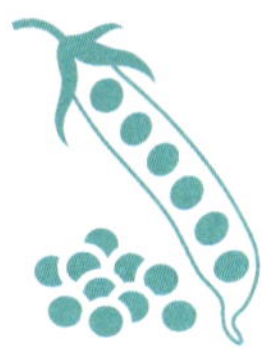

Erbsen*
6 g pro 100 g

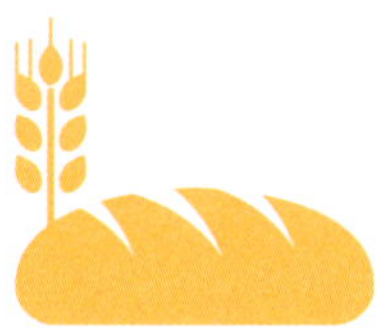

Vollkornbrot
6–8 g pro 100 g

Trockenpflaumen
7 g pro 100 g

Kürbiskern
7–9 g pro 100 g

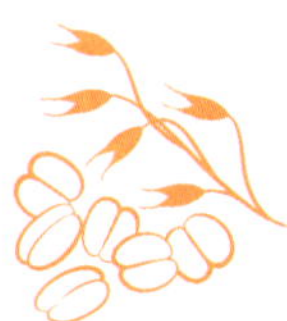

Haferflocken
10 g pro 100 g

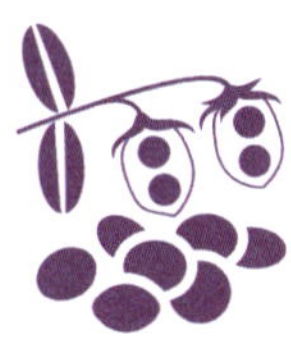

Rote Linsen*
10 g pro 100 g

Leinsamen
22,7 g pro 100 g

*gegart

Gallensäuren mehr Cholesterin aus dem Blut aufnehmen. Der positive Effekt ist, dass dadurch der Cholesterinspiegel im Blut sinkt.

Auch die Triglyceride können durch ballaststoffreiche Kost reduziert werden. Ballaststoffe verlangsamen die Aufnahme von Zucker aus der Nahrung. Dadurch steigt der Blutzuckerspiegel nach dem Essen nicht so stark an – ein großer Vorteil für Menschen mit Diabetes oder einem Risiko dafür. Lebensmittel mit vielen Ballaststoffen sind oft voluminös, aber kalorienarm. Sie machen also schneller satt und sind positiv für die Kalorienbilanz. Das unterstützt beim Abnehmen oder dabei, das Gewicht zu halten.

Ballaststoffe sorgen außerdem dafür, dass der Darm in Schwung bleibt. Sie erhöhen das Volumen des Stuhls, machen ihn weicher und beugen so Verstopfung vor. Ballaststoffverzehr bedeutet also ein geringeres Risiko für Herz-Kreislauf-Erkrankungen, Darmkrebs und Übergewicht. Als Richtwert werden 30 Gramm Ballaststoffe pro Tag empfohlen, etwa aus ballaststoffreichen Lebensmitteln, wie Vollkornprodukten, Hülsenfrüchten (Linsen, Bohnen, Kichererbsen), Gemüse, Obst, Nüssen und Samen.

PROBIEREN SIE ES AUS: 30 Gramm Ballaststoffe erreichen Sie etwa mit dieser Kombination: Zum Frühstück eine Portion Haferflocken und ein Apfel ergeben etwa 8 Gramm Ballaststoffe; zum Mittagessen eine Portion Vollkornnudeln mit Brokkoli liefert etwa 12 Gramm Ballaststoffe; als Snack eine Handvoll Mandeln, da kommen etwa 4 Gramm Ballaststoffe dazu; zum Abendessen eine Portion Linsensalat mit Paprika, das liefert nochmals etwa 8 Gramm.

Grundsatz 4: Keine einfachen Kohlenhydrate

Kohlenhydrate sind stets ein heikles Ernährungsthema, denn es gibt sie in „gut“ und in „schlecht“. Zunächst einmal gilt: Sie sind die wichtigsten Energielieferanten unseres Körpers, denn sie werden in Zucker (Glukose) umgewandelt, das ist der Brennstoff, mit dem jede Zelle, besonders im Gehirn und in den Muskeln, arbeitet. Nicht alle

Kohlenhydrate jedoch wirken gleich. Einige liefern langsame und gesunde Energie, andere führen zu schnellen Blutzuckerspitzen – und genau das ist der Unterschied zwischen „guten" und „schlechten" Kohlenhydraten. Schlechte „einfache" Kohlenhydrate gelangen sehr schnell ins Blut. Der Blutzuckerspiegel und das Hormon Insulin steigen steil an – und fallen kurz darauf genauso schnell wieder ab. Dieses „Auf und Ab" sorgt für Heißhungerattacken, Müdigkeit und erhöht langfristig das Risiko für Diabetes Typ 2.

Wenn der Körper regelmäßig mit großen Mengen Zucker überflutet wird, wandelt er den Überschuss in Fett um – insbesondere in ungünstige Triglyceride. Schnelle Kohlenhydrate sind trügerisch, sie liefern viel Energie, machen aber nur kurz satt. Das führt oft dazu, dass man mehr isst, als der Körper wirklich braucht, und damit auch die Kalorienbilanz zerstört. Beispiele sind Weißbrot, Zucker, Limonade, Süßigkeiten, Kuchen oder helle Nudeln. Diese enthalten meist raffinierte Stärke oder reinen Zucker. Komplexe Kohlenhydrate aus Vollkorn, Hülsenfrüchten oder Gemüse enthalten dagegen mehr Ballaststoffe, die die Zuckeraufnahme verlangsamen, Vitamine und Mineralstoffe und oft natürliche pflanzliche Begleitstoffe. Diese halten länger satt, verhindern unnötiges Naschen und man hat mehr Energie über den ganzen Tag verteilt, da der Zucker langsamer freigesetzt wird und der Blutzucker nur leicht und gleichmäßig ansteigt. Wer also auf einfache Kohlenhydrate verzichtet und stattdessen auf langsam verwertbare Kohlenhydrate setzt, profitiert von einem stabileren Blutzuckerspiegel.

Eine längerfristige Folge von zu vielen schlechten Kohlenhydraten ist übrigens eine Verfettung der Leber, es entsteht die sogenannte nicht alkoholische Fettleber. Sie entsteht vor allem durch ein Übermaß an Zucker – vor allem Fruchtzucker in Softdrinks und Süßigkeiten. Solch eine Fettleber kann wiederum das Risiko für Diabetes, Herzkrankheiten und Übergewicht erhöhen.

Fett ist nicht gleich Fett

Viele Menschen glauben, dass die Höhe der Blutfette direkt von den Fetten in unserer Ernährung abhinge. Das ist jedoch ein großes Missverständnis. Unsere Blutfettwerte spiegeln keineswegs einfach die Fettmenge im Essen wider. Sie hängen vielmehr von der Art der Fette, der Kohlenhydratzufuhr, der Eigenproduktion der Leber und vor allem auch von genetischen Faktoren ab. Man ist also nicht, was man isst, sondern was der Körper daraus macht. Zur Erinnerung: Nur etwa 20 bis 30 Prozent des Cholesterins im Blut stammen direkt aus der Nahrung. 70 bis 80 Prozent hingegen wird körpereigen synthetisiert, je nachdem, wie viel der Körper gerade braucht.

Fett hat einen schlechten Ruf, ist aber tatsächlich ein unverzichtbarer Bestandteil unserer Gesundheit. Entscheidend ist die Art der Fette, denn Fett ist nicht gleich Fett. Was unser Körper braucht, sind ungesättigte Fettsäuren, wie sie in Olivenöl, Nüssen, Samen und fettem Fisch vorkommen. Solche Fettsäuren wirken sich positiv auf Herz und Gefäße aus. Unvorteilhaft hingegen sind gesättigte Fettsäuren, die wir beispielsweise in Wurst, Butter oder frittierten Produkten finden. Diese gilt es, in unserem Speiseplan zu reduzieren. Hier kommt wieder die mediterrane Ernährung ins Spiel. Diese enthält besonders viele Lebensmittel, die viele hochwertige pflanzliche Fette liefern, die nicht nur sättigen, sondern auch die Aufnahme fettlöslicher Vitamine (A, D, E, K) ermöglichen. Sie schützen zudem die Gefäße und senken das Risiko für Herz-Kreislauf-Erkrankungen.

FETTE UNTERSCHIEDE: Fett in Lebensmitteln besteht aus Bausteinen, die man Fettsäuren nennt. Diese Fettsäuren unterscheiden sich in ihrer chemischen Form, und genau diese Unterschiede beeinflussen auch, wie sie im Körper wirken, wie sie im Kühlschrank aussehen (fest oder flüssig) und wie man sie beim Kochen am besten verwendet. Man unterscheidet vor allem gesättigte Fettsäuren und ungesättigte Fettsäuren, Letztere gibt es nochmals in einfach ungesättigt und mehrfach ungesättigt.

Stellen Sie sich eine Perlenkette vor: Bei gesättigten Fettsäuren ist die Kette vollständig und gleichmäßig, es gibt keine Lücken. Die Perlen liegen dicht aneinander, deshalb haben gesättigte Fettsäuren oft eine feste Form. Bei den ungesättigten Fettsäuren gibt es „Knicke“ oder Lücken in der Kette (durch sogenannte Doppelbindungen). Diese Knicke verhindern, dass die Perlen eng nebeneinander liegen, diese Fettsäuren sind deshalb meist flüssig. Beispiele für gesättigte Fettsäuren sind Butter, Schmalz, fettreiche Milchprodukte (Sahne, Vollmilchkäse), fettiges Fleisch, Wurstwaren sowie Kokosöl und Palmöl, die sich gerne beispielsweise in Fertigprodukten verstecken. Zu den einfach ungesättigten Fettsäuren gehören etwa Olivenöl,

Rapsöl, Avocado, viele Nüsse (wie etwa Mandeln). Mehrfach ungesättigte Fettsäuren kommen in fettem Fisch oder in pflanzlichen Ölen wie Sonnenblumenöl vor. Mehrfach ungesättigten Fettsäuren, besonders Omega-3 aus Leinöl, Walnüssen sowie fettem Fisch wie Lachs und Makrele, werden manchmal entzündungshemmende Wirkungen und positive Effekte für Herz, Gefäße und auch fürs Gehirn zugeschrieben, allerdings gibt es dafür noch keine wirklich belastbaren klinischen Studien als Beweis.

Omega-3-Fettsäuren sind mehrfach ungesättigte Fettsäuren, die der Körper nicht selbst herstellen kann und deshalb über die Nahrung aufnehmen muss. Sie sind wichtig für Herz, Gehirn, Augen und entzündungshemmende Prozesse im Körper. Die wichtigsten Omega-3-Fettsäuren sind ALA (Alpha-Linolensäure), die vor allem in pflanzlichen Quellen wie Lein- oder Walnussöl vorkommt, sowie EPA (Eicosapentaensäure) und DHA (Docosahexaensäure), die hauptsächlich in fettem Fisch wie Lachs, Makrele oder Hering enthalten sind. Beobachtungsstudien zeigen, dass Menschen, die regelmäßig omega-3-reiche Lebensmittel essen, seltener Herz-Kreislauf-Erkrankungen entwickeln und insgesamt oft gesünder sind. Aufgrund dieser positiven Zusammenhänge lag es nahe, Omega-3-Fettsäuren auch als Nahrungsergänzungsmittel zu testen. Randomisierte klinische Studien haben jedoch keine klaren Vorteile gezeigt. Ein Grund dafür ist vermutlich, dass der Verzehr von Fisch oder anderen omega-3-reichen Lebensmitteln oft Teil eines insgesamt gesunden Lebensstils ist. Omega-3 ist also eher ein Teil dieses gesunden Lebensstils und nicht unbedingt allein verantwortlich für die positiven Effekte. In Studien hatten viele Teilnehmer bereits ausreichend Omega-3 im Körper, sodass zusätzliche Präparate keinen großen Unterschied machen konnten. Zudem unterscheiden sich Kapseln und Lebensmittel in der Zusammensetzung und oft auch in der Dosis der Fettsäuren. Das Kaufen und Einnehmen von omega-3-haltigen Nahrungsergänzungsmitteln bringt somit leider keinen Vorteil für die Gesundheit.

Auf die Menge kommt es an

Fett ist ein wichtiger Nährstoff – der Körper braucht es. Für die Höhe des Cholesterinspiegels indes haben Fette eine viel geringere Bedeutung als oft angenommen. Aus Sicht der Gefäßgesundheit ist es

ERNÄHRUNGS-AMPEL

Ausgewogene Ernährung ist das A und O.
Dabei sollten Sie von Lebensmitteln
mit roter Ampel möglichst wenig verzehren.

PFLANZLICHE LEBENSMITTEL

- Zucker, Kuchen, Süßigkeiten, Knabbereien, fettreiche Kartoffelprodukte
- Getreideprodukte, geschälter Reis
- Kartoffeln
- Vollkornprodukte, ungeschälter Reis
- Obst
- Gemüse, Blattsalate, Säfte

TIERISCHE LEBENSMITTEL

- Speck
- Fettreiche Fleischwaren (Wurst), Eier, Sahne
- Fettreichere Milch und Milchprodukte, fettreicheres Fleisch
- Fettarme Milch und Milchprodukte
- Fettarmes Fleisch, fettarme Fleischwaren
- Fisch

ÖLE UND FETTE

- Schmalz, Plattenfette
- Butter
- Margarine
- Maiskeim- und Sonnenblumenöl
- Weizenkeim- Soja- und Olivenöl
- Raps- und Walnussöl

GETRÄNKE

- Alkohol, Fruchtsaft, Limonade, Energydrink
- Fruchtsaftschorlen, Lightgetränke
- Grüner und schwarzer Tee, Kaffee
- Kräuter- und Früchtetees
- Infused Water (mit Gemüse, Kräutern, Früchten aromatisiert)
- Trinkwasser, Mineralwasser

sinnvoll, gesättigte Fette zu reduzieren. Konsumieren Sie also nicht täglich große Mengen Butter, Sahne oder fettes Fleisch, sondern achten Sie darauf, möglichst ungesättigte Fette zu sich zu nehmen. Olivenöl, Rapsöl, Nüsse, Avocado und fetter Fisch sind gute Beispiele. Butter ist in Maßen in Ordnung, doch es empfiehlt sich, sie ab und zu durch Olivenöl oder eine dünne Schicht Margarine (ohne gehärtete Fette) auf dem Brot zu ersetzen.

UNGÜNSTIGE TRANSFETTE sind ungesättigte Fettsäuren, bei denen Wasserstoffatome an der Doppelbindung gegenüber (trans) statt nebeneinander (cis) liegen, wie es bei natürlichen Fettsäuren meist der Fall ist. Diese Struktur macht Transfette chemisch stabil, aber schädlich, da sie das LDL-Cholesterin und damit das kardiovaskuläre Risiko erhöhen. Sie entstehen, wenn pflanzliche Öle industriell gehärtet werden. Wörter wie „gehärtetes Fett", „partiell gehärtetes Pflanzenöl" auf der Zutatenliste sind Warnzeichen.

Generell gilt: Essen aus einer Fritteuse ist nicht gesund. Statt Pommes aus der Fritteuse, versuchen Sie es doch mal mit Ofenkartoffeln, die Sie mit wenig Öl backen. Schmeckt genauso gut! „Fett ist ungesund" stimmt also nicht automatisch. Kleine Mengen guter Fette sind nützlich für das Sättigungsgefühl und die Vitaminaufnahme, während übermäßiger Konsum schlechter Fette zu Gewichtszunahme und weiteren gesundheitlichen Problemen führt.

Welche Senkung des LDL-Cholesterins ist mit Ernährung realistisch?

Welchen konkreten Effekt eine Ernährungsumstellung auf die Blutfette hat, richtet sich ganz wesentlich nach dem individuellen Ausgangszustand, dabei müssen die drei negativen Komponenten der Blutfette, das LDL-Cholesterin, die Triglyceride und Lipoprotein(a), getrennt voneinander betrachtet werden. Fangen wir mit dem wichtigsten Risikofaktor, dem LDL-Cholesterin, an. Studien zeigen, dass eine konsequente Ernährungsumstellung in Richtung ballaststoffreicher mediterraner Kost in Kombination mit ausreichend Bewegung die Werte für Gesamtcholesterin und das LDL-Cholesterin im Mittel um 10 bis 20 Prozent verbessern kann. Hierbei sind die Anpassung der Kalorienaufnahme an den Bedarf sowie – bei Übergewicht – eine dauerhafte Kalorienreduktion wichtig.

Dabei können sich die individuellen Auswirkungen deutlich unterscheiden, wie folgende Extrembeispiele deutlich machen: Stellen Sie sich zunächst einen „metabolischen Totalschaden" vor, das wäre also eine Person mit starker Adipositas, die ihren Alltag bewegungsarm vor einem Bildschirm verbringt und von Produkten aus der Fritteuse lebt. Wenn dieser Mensch 5 Kilogramm Gewicht abnimmt, dreimal in der Woche richtig Sport macht und die Ernährung umstellt, kann das LDL-C im Einzelfall auch um 20 bis 30 Prozent absinken. Das andere Extrem wäre eine schlanke Person, die täglich mit dem Fahrrad zur Arbeit fährt, ihr Essen aus Gemüse vom Wochenmarkt zubereitet und trotzdem hohe Cholesterinwerte hat (zum Beispiel eine Person mit Familiärer Hypercholesterinämie, siehe Seite 46). Hier ist das hohe Cholesterin fast ausschließlich genetisch bedingt und die zusätzliche oder veränderte Einnahme von speziellen Nahrungsmitteln wird somit kaum einen messbaren Effekt auf das LDL-C haben. Solche Menschen muss ich manchmal von der falschen Vorstellung befreien, auf irgend eine Weise „Schuld" an den hohen Werten zu haben.

LDL-C ist wesentlich erblich determiniert und wir können unserer genetischen Programmierung an dieser Stelle nur bedingt entkommen. Dies wird besonders bei der Betrachtung des zu etwa 90 Prozent genetisch bedingten Lipoprotein(a) deutlich. Leider ist weder durch Ernährung noch durch Bewegung eine wesentliche Modifikation von Lp(a) möglich.

Das führt auch zu der Erkenntnis, dass LDL-Cholesterin nicht der ideale Parameter ist, um die positiven Effekte einer Lebensstilumstellung zu messen. Wichtig zur Einordnung ist vor allem, dass selbst im besten Fall die Effekte einer Ernährungsumstellung deutlich hinter der Wirkung von niedrig dosierten Tabletten zurückbleiben und bei den meisten Patienten mit bereits vorhandenen Gefäßverkalkungen nicht ausreichen, um die notwendigen LDL-Ziele zu erreichen. Selbstverständlich stellen Lebensstilmaßnahmen, insbesondere Rauchstopp und Bewegung, zentrale Säulen jeglicher gesundheitlicher Prävention dar. Eine unrealistische Erwartung an die Ernährung im Hinblick auf LDL-Cholesterin darf aber nicht zu einer Verzögerung einer notwendigen medikamentösen Behandlung führen. Dessen sollte man sich bewusst sein.

Bei hohen Triglyceridwerten ist viel möglich

Sie haben bereits erfahren, dass Cholesterin in sehr verschiedenen Verpackungen, den Lipoproteinen, transportiert wird (siehe Seite 23). Diese werden sehr unterschiedlich verstoffwechselt. Das bedeutet für die Lebenspraxis, dass bei Personen mit erhöhten Triglyceriden Ernährung und andere Lebensstilmaßnahmen einen vielfach stärkeren positiven Effekt haben als bei Personen mit erhöhtem LDL-Cholesterin. Triglyceride im Blut werden größtenteils in VLDL (in der Leber gebildet) und Chylomikronen (nach dem Essen) transportiert. Wenn die Leber durch überschüssige Kohlenhydrate, besonders einfache Zucker (die schlechten Kohlenhydrate und Alkohol) und Fruchtzucker viele neue Fettsäuren herstellt, steigt die VLDL-Produktion schnell an, was zu einer starken Erhöhung der Blut-Triglyceride führt. Daher reagieren Triglyceride sensibel und relativ rasch auf Änderungen der Kohlenhydrat- und Kalorienzufuhr. Umgekehrt sind bei Personen mit hohen Triglyceriden starke Effekte durch Reduktion dieser Faktoren möglich. Wer also konsequent Ballaststoffe integriert, Zucker reduziert und gleichzeitig auf das Körpergewicht achtet, darf mit spürbaren Verbesserungen innerhalb weniger Monate rechnen. Dabei ist wichtig, sich realistische Ziele zu setzen: Es geht nicht um Perfektion, sondern um eine dauerhafte Anpassung des Lebensstils. Schon kleine Veränderungen im Alltag – mehr Gemüse, Wasser statt Softdrinks, Vollkornbrot statt Weißbrot – summieren sich und zeigen Wirkung.

Eine Hauptursache für erhöhte Triglyceridwerte ist ein Überschuss an Zucker (Achtung: auch Fruchtzucker) und raffinierten Kohlenhydraten. Zucker (besonders Fruktose) fördert in der Leber die sogenannte de-novo-Lipogenese, das ist die Umwandlung von Zucker in Fett, und erhöht so die Triglyceridbildung. Daher sind Süßigkeiten, Kuchen, Kekse, Softdrinks, Fruchtsäfte (auch Smoothies aus Obst), Honig, Marmelade, gesüßte Milchprodukte und Weißmehlprodukte (Toast, Weißbrot, helle Nudeln, Gebäck) ungünstig. Die besseren Alternativen sind Hafer-, Dinkel- und Gerstenflocken, Nüsse und Samen (etwa 25 bis 30 Gramm täglich), und Vollkornprodukte wie Vollkornbrot, Vollkornnudeln oder Vollkornreis (am besten aus Hartweizengrieß oder Wildreis). Auch möglichst frische, gut gewaschene Kartoffeln mit Schale, Topinambur und Süßkartoffeln sind empfehlenswert. In geringen Mengen verzehren sollten wir Pommes frites, Kroketten und Eiernudeln, gezuckerte Cornflakes, Kartoffelchips, Erdnussflips sowie Gebäck (insbesondere Produkte aus Blätterteig und Donuts).

TIPP FÜR IHREN EINKAUF: Die sogenannte Typenzahl auf der Packung gibt an, wie viel Milligramm Mineralstoffe im Mehl enthalten sind. Je höher die Zahl, desto mehr Bestandteile des vollen Korns (Randschichten und Keimling) sind enthalten, also mehr Ballaststoffe, Vitamine und Mineralstoffe. Der Typ 405 etwa ist ein helles, feines Mehl mit wenig Mineralstoffen, leicht verdaulich, aber nährstoffarm. Der Typ 1050 ist etwas dunkler, kräftiger im Geschmack und enthält deutlich mehr Ballaststoffe, Eisen, Magnesium, Zink und B-Vitamine.

Vollkornmehl enthält das ganze Korn, hat die höchste Nährstoffdichte, aber eine kürzere Haltbarkeit. Bei hohen Triglyceriden, hohem Blutzucker oder Herz-Kreislauf-Risiko ist es deshalb sinnvoll, Weißmehl (Typ 405) durch Typ 1050 oder Vollkornmehl zu ersetzen. Ein weiterer Tipp: Auch Müsli ist nicht gleich Müsli – achten Sie beim Kauf unbedingt auf den Zuckergehalt. Viele Fertigmüslis enthalten sehr viel Zucker. Während ungesüßtes Müsli sehr empfehlenswert ist, sind von einer Müsli-Mischung mit viel Zucker keine positiven Effekte zu erwarten.

Eiweiß ist ein stabilisierender Faktor: Eine normale bis leicht erhöhte Eiweißzufuhr sorgt dafür, dass Mahlzeiten länger sättigen und der Blutzucker nicht so stark ansteigt. Der Effekt entsteht durch weniger Zucker- und Fettneubildung in der Leber, bessere Sättigung, stabileren Blutzucker und verbesserten Fettstoffwechsel. Praktisch kann dies durch Ersatz von Kohlenhydraten (z. B. Weißbrot, Reis, Pasta) durch Eiweißquellen wie Fisch, Hülsenfrüchte oder fettarme Milchprodukte erreicht werden.

Trinken Sie viel Wasser, ungesüßte Kräuter- und Früchtetees sowie mit Wasser verdünnte Obst- und Gemüsesäfte (am besten im Verhältnis von einem Teil Saft zu mindestens drei Teilen Wasser). Auch Smoothies ohne Zuckerzusatz sind gelegentlich in Ordnung. Aufpassen müssen Sie dagegen bei Fruchtsäften und Fruchtnektaren, insbesondere bei den gesüßten Varianten. Dass Cola-Getränke, Limonade, gesüßtes oder aromatisiertes Wasser negative Effekte erzeugen, dürfte kaum überraschen. Solche Getränke sollten nur selten getrunken werden.

SCHLECHTE NACHRICHT FÜR ROTWEINLIEBHABER: Alkohol, auch in kleinen Mengen, kann Triglyceride massiv ansteigen lassen. Besonders Bier, Wein und süße Cocktails enthalten zusätzlich Zucker. Daher ist die wichtigste Empfehlung für Menschen mit hohen Triglyceriden, Alkohol in jeder Form zu reduzieren und idealerweise ganz darauf zu verzichten.

Auch im Hinblick auf die Triglyceride gilt es, gesunde Fette zu bevorzugen. Gefährlich sind, wie eigentlich in allen Fällen, Transfette und hier auch gesättigte Fette. Günstig sind einfach ungesättigte Fettsäuren. Diese Fette senken Triglyceride aktiv und verbessern die Fettstoffwechselbalance. Als Faustregel gilt: Alles, was man im Stehen isst (zum Beispiel Bratwurst, süße Teilchen vom Bäcker, Pommes aus der Fritteuse oder Eis) enthält schlechte Fette, schlechte Zucker und viele Kalorien.

Knifflig wird es beim Obst, denn es wird seit vielen Jahrzehnten immer wieder betont, man solle „mehr Obst" essen. Und das ist grundsätzlich richtig. Denn Obst liefert in der Tat viele gesunde Inhaltsstoffe auf natürliche Weise und ist ein zentraler Bestandteil einer ausgewogenen Ernährung. Allerdings ist der Zuckergehalt zu beachten. In Maßen (zwei Portionen pro Tag) gut sind frisches, saisonales Obst sowie ballaststoffreiches Obst wie Äpfel und Beerenobst (zum Beispiel Brombeeren, Johannisbeeren, Himbeeren, Heidelbeeren). Wegen des höheren Zuckergehalts sollten wir gesüßtes Konservenobst, Obstkompott, Melone, Weintrauben oder Ananas jedoch nur in geringen Mengen verzehren. Denn Zucker ist Zucker und Ihrem Körper ist es egal, aus welcher Quelle er stammt.

Auch hier gilt wieder: Ballaststoffe sind wichtig. Sie verlangsamen die Aufnahme von Zucker und Fett aus dem Darm und senken indirekt die Triglyceridproduktion. Besonders Gemüse bietet viel an, empfehlenswert sind hier Kohlgemüse wie Brokkoli, Rosenkohl oder Blumenkohl, Hülsenfrüchte (zum Beispiel Erbsen, Bohnen, Linsen), außerdem Pilze, Schwarzwurzel, Spargel und Rohkostsalate aus Karotten, Paprika oder saisonale Zutaten. Auch gegartes oder gegrilltes Gemüse ist eine gute Wahl. Sie sehen schon an dieser kleinen Auswahl, wie vielseitig gesunde Ernährung mit viel buntem Gemüse sein kann. Verzicht ist jedoch bei Gemüsesalaten mit Mayonnaise oder fettreichen Dressings, Gemüse mit Rahmsoße oder mit versteckten Fetten sowie eingelegtem oder vorgekochtem Gemüse mit Zucker oder Salz angesagt.

10 TIPPS FÜR IHR ABNEHMZIEL

Meine Empfehlungen für Menschen mit hohen Triglyceriden und Übergewicht, die abnehmen möchten.

QUALITÄT STATT QUANTITÄT

Denken Sie daran: Nichts ist verboten, aber die Menge macht das Gift. Und zelebrieren Sie Ihr Essen! Decken Sie den Tisch ein, machen Sie es sich schön. Gönnen Sie sich besondere Zutaten und Rezepte. Schmecken Sie jeden Bissen ganz bewusst. Genießen Sie es.

DIE FARBE GRÜN

Gemüse, Gemüse, Gemüse ist der Schlüssel zur gesunden Gewichtsreduktion. Davon können Sie nicht genug essen. Aber auch wenn Obst ebenso grün sein kann, hier ist Maßhalten angesagt.

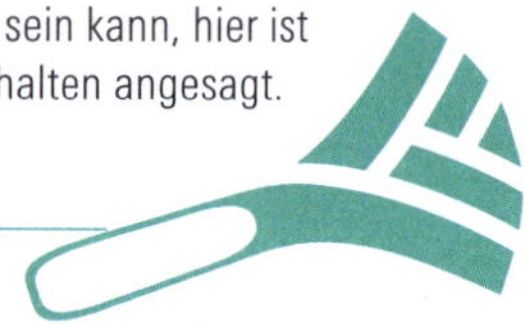

3x

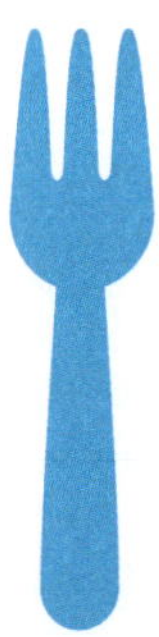

Die goldene Regel hat Bestand: Essen Sie dreimal am Tag. Verzichten Sie auf Snacks jeder Art. Das jagt den Blutzucker in die Höhe und bringt nur Heißhungerattacken.

NICHT IM STEHEN

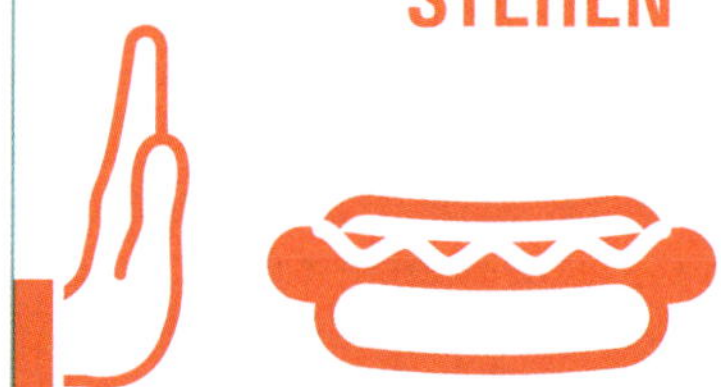

Bratwurst, Pommes, Eis oder Zuckerteilchen vom Bäcker: Alles, was zum Konsum im Stehen verkauft wird, ist sehr wahrscheinlich ungesund. Das liefert Ihnen die schlechten Fette und Zucker, obendrein eine Unmenge an Kalorien.

NIEMALS VOR EINEM BILDSCHIRM ESSEN

Ob PC, Tablet oder analoges Fernsehen: Wenn Ihre Gedanken bei den E-Mails des Tages oder der Autojagd im Krimi sind, können Sie Ihr Essen nicht bewusst genießen. Die Kalorien sind drin, ohne dass Sie etwas geschmeckt haben.

KOCHEN SIE SELBST

Dann wissen Sie, was drin ist, und das Essen hat weniger Salz, Kalorien, schlechte Fette und Zucker. Und es bringt vor allem mehr Spaß und Genuss.

3 X SCHWITZEN

Bringen Sie sich ins Schwitzen. Sport ist der Weg raus aus dem Jo-Jo-Effekt: Um wirksam zu werden, muss Ihre Bewegung eine ausreichende Intensität erreichen. Faustregel: Ihr T-Shirt muss nass geschwitzt sein. Wie Sie das erreichen, ist egal. Joggen, Fitness im Studio, Tanzen – alles ist gut. Hauptsache, Sie haben Spaß daran und Sie machen es regelmäßig. Als Bonus: Sport stellt zudem sicher, dass bei einer Gewichtsreduktion nicht die Muskeln, sondern das Fettgewebe abnimmt. Sie werden sich nach wenigen Wochen besser und fitter fühlen, ganz unabhängig vom Gewicht.

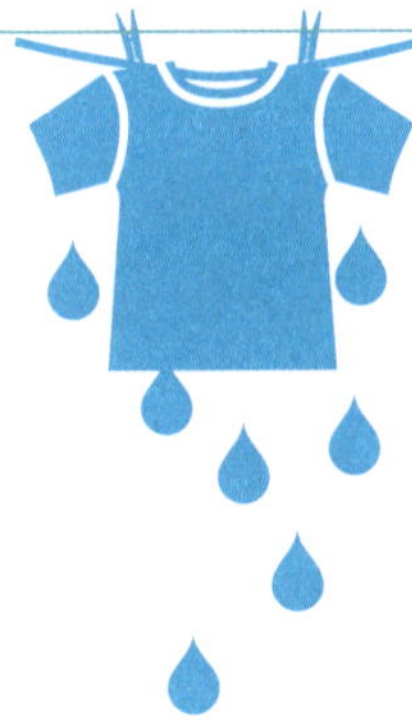

TÄGLICH WIEGEN

Das ist ein wissenschaftlich belegter Prognosefaktor fürs Abnehmen. Funktioniert also – vielleicht hilft es, an die Vorsätze zu erinnern.

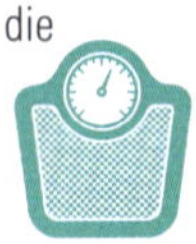

BLEIBEN SIE GEDULDIG!

Das ist der wichtigste Punkt. Ein paar Kilos dauerhaft abzunehmen, ist nicht einfach, es ist ein langer Weg. Aber mit etwas Willen und Selbstdisziplin möglich. Leider kämpft unser Körper auf allen Ebenen um jedes gewonnene Gramm. So sind wir aus der Evolution programmiert. Bereiten Sie sich daher auf das Schwierigste vor: den Jo-Jo-Effekt vermeiden. Das erfordert Geduld und einen langfristigen Plan. Es kann bis zu zwei und auch drei Jahren dauern, bis sich der Körper an das neue Gewicht gewöhnt hat und der Hunger nachlässt. Daher: Machen Sie keine radikalen Diäten. Es funktioniert über Qualität statt Quantität, also dauerhaft weniger Kalorien, in Kombination mit regelmäßigem, ausreichend intensivem Sport. Nehmen Sie die Herausforderung an!

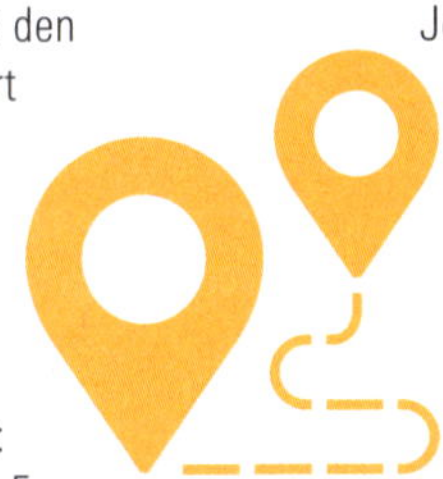

MEDIKAMENTE

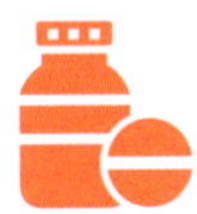

Ja, bei hochgradigem Übergewicht können Medikamente helfen. Aber eine ärztliche Untersuchung, Beratung und Verordnung ist hier zwingend erforderlich.

DRANBLEIBEN!

Und auch bei erhöhten Triglyceridwerten spielt wieder das Gewicht eine Rolle: Übergewicht, besonders Bauchfett, erhöht die Triglyceridproduktion in der Leber. Schon 5 bis 10 Prozent Gewichtsreduktion kann Triglyceride um 20 bis 30 Prozent senken. Bewegung unterstützt den Effekt, wichtig ist dabei immer: Setzen Sie sich realistische Ziele und bleiben Sie dann am Ball. Nachhaltige Effekte gibt es nur mit einer nachhaltigen Anpassung des Lebensstils (siehe ab Seite 125). Wenn Sie all das mit regelmäßiger körperlicher Aktivität (mindestens 150 Minuten pro Woche Ausdauerbewegung, siehe ab Seite 126) kombinieren, erhöhen sich die Effekte auf Ihren Triglyceridspiegel noch. Ideal sind etwa zügiges Gehen, Radfahren, Schwimmen, Nordic Walking.

Viele Fragen – hier gibt es die Antworten

Rund um das Thema Ernährung gibt es unendlich viele Fragen, Mythen und Missverständnisse. Lassen Sie uns bei einigen schauen, was dahintersteckt.

Dieses Kapitel soll in übersichtlicher Form einige Fragen beantworten, die im Zusammenhang von Ernährung und Cholesterin immer wieder bei meiner praktischen Arbeit auftauchen. Es sind sowohl in Buch- und Zeitschriftenform sowie vor allem digital eine Menge widersprüchlicher Empfehlungen und auch Meinungen ohne wissenschaftliche Substanz unterwegs, sodass die Informationslage sehr unübersichtlich ist. Die folgenden Informationen basieren auf wissenschaftlich gesicherten Erkenntnissen und helfen Ihnen vielleicht, in diesem Dschungel an Informationen und Meinungen mehr Sicherheit zu gewinnen.

Fleisch: Schädlich oder nicht?

Fleisch oder nicht Fleisch: Für viele Menschen ist das fast eine Glaubensfrage und wird oft hitzig und bisweilen ideologisch diskutiert. Tatsächlich muss man bei dieser wichtigen Frage deutlich differenzieren. Wie sich Fleisch auf den Cholesterinspiegel auswirkt, hängt nicht primär vom Cholesterin im Fleisch, sondern vor allem von drei anderen Faktoren ab: von der Fettqualität, vom Verarbeitungsgrad und von der Zubereitung. Vor allem aber kommt es auf die Menge an Fleisch an, die wir regelmäßig konsumieren. Fleisch enthält gesättigte Fettsäuren, welche sich negativ auf das LDL-Cholesterin auswirken, gleichzeitig liefert es aber auch gesundheitsfördernde Nährstoffe wie Eisen, Zink und B-Vitamine. Diese Faktoren sind wichtig für Blutbildung, Nerven und Energiestoffwechsel. Fleisch bietet auch hochwertiges Eiweiß mit allen essenziellen Aminosäuren. Dieses Eiweiß unterstützt den Muskelaufbau, den Stoffwechsel, und kann helfen, das Körpergewicht zu regulieren, was wiederum indirekt positive Effekte auf die Triglyceride und das Lipidprofil hat.

Achten Sie darauf, welche Fleischsorten Sie essen: Mageres Fleisch wie Huhn, Pute, Kalb oder mageres Rind enthält wenige gesättigte Fette, mehr ungesättigte Fettsäuren und hat keinen wesentlichen Effekt auf den Cholesterinspiegel. Ungünstig dagegen sind gesättigte Fettsäuren in rotem und vor allem in verarbeitetem Fleisch wie Wurst, Speck oder Salami. Verarbeitetes Fleisch enthält oft Transfette, Nitrite, Salz und Konservierungsstoffe. Diese fördern Gefäßentzündungen und sind mit höherem Risiko für Herz-Kreislauf-Erkrankungen verbunden – unabhängig vom Cholesterinwert. Fettreiches Fleisch erhöht außerdem die Kalorienzufuhr, damit das Körpergewicht und die Blutfette.

Fleisch ist also nicht grundsätzlich schlecht für den Cholesterinspiegel – entscheidend sind aber Menge, Art und Zubereitung. Mageres, unverarbeitetes Fleisch in Maßen kann Teil einer herzgesunden Ernährung sein. Verarbeitetes und fettreiches Fleisch dagegen erhöht LDL und Herz-Kreislauf-Risiko deutlich. Da ist es besser, auf pflanzliche Eiweißquellen wie Hülsenfrüchte, Nüsse, Tofu und Fisch als Hauptproteinquellen zu setzen. Vor allem bei Wurstwaren ist Vorsicht geboten. Wurst ist nicht einfach „Fleisch", sondern ein industriell verarbeitetes Produkt. In großer Menge und regelmäßig konsumiert sind Wurstwaren im Bereich „Fleisch" der größte negative Faktor für Cholesterin und Herzgesundheit.

Fazit: Auf die Menge, die Qualität und die Zubereitung kommt es an. Für Freundinnen und Freunde von Fleisch gilt als wichtigste Faustregel: Qualität statt Quantität! Huhn, Pute, Kalb, mageres Rind, Wild sind gesünder als fettes oder rotes Fleisch. Wichtig ist eine fettarme Zubereitung durch Grillen, Dünsten, Backen statt Braten oder Frittieren. Kombinieren Sie Fleisch mit Gemüse oder Vollkornbeilagen statt mit Pommes oder fettreichen Soßen.

Hilft vegetarische oder vegane Ernährung?

Keine Diskussion über Fleisch, ohne die Überlegung, komplett darauf zu verzichten oder gar vegan zu leben. Zu dieser Frage kursieren viele Meinungen. Daher möchte ich an dieser Stelle auf die „harten Daten" einer großen hochwertigen wissenschaftlichen Analyse verweisen. Es handelt sich dabei um eine sogenannte Meta-Analyse, in der 30 Studien mit 2372 Teilnehmenden zum Thema zusammen statistisch ausgewertet wurden. Die Forschenden wollten wissen, wie sich vegetarische oder vegane Ernährung im Vergleich zu Mischkost auf Werte wie Cholesterin oder Triglyceride auswirkt, die für Herz-Kreislauf-Erkrankungen besonders relevant sind.

Die Analyse zeigt, dass im Vergleich zu einer Mischkost pflanzliche Diäten im Durchschnitt das LDL-Cholesterin nur um 0,30 mmol/l (11,6 mg/dl), also um etwa 10 Prozent absenken. Die Triglyceride änderten sich in der Studie nicht signifikant, da die Untersuchungen nicht bei Personen mit erhöhten Triglyceriden durchgeführt wurden. Die zehnprozentige Senkung des LDL-C zeigte sich unabhängig von Alter, Gesundheitszustand oder Studiendauer. Die Studie belegt damit zwar, dass eine sehr einschneidende Maßnahme wie die Umstellung von Mischkost auf eine vegetarische oder vegane Ernährung im Durchschnitt zu etwas niedrigeren Cholesterinwerten führt, allerdings ist das Ausmaß der LDL-C-Senkung sehr klein. Eine Veränderung von zehn Prozent liegt allerdings im Bereich der üblichen Schwankungen dieses Messwertes. Eine pflanzliche Ernährung stellt daher allein keinen ausreichenden Faktor für Herzgesundheit dar. Deutlicher formuliert: Eine vegetarische oder vegane Ernährung hat per se keinen klinisch relevanten Effekt auf die Cholesterinwerte.

Warum gilt bei Alkohol besondere Vorsicht?

Alkohol ist in unserem Alltag allgegenwärtig, doch machen wir uns nichts vor: Alkohol ist neben vielen weiteren negativen Eigenschaften ein Energielieferant mit gefährlicher Wirkung auf unsere Blutfette und den Stoffwechsel. Chemisch gesehen gehört Alkohol (Ethanol) nicht zu den Kohlenhydraten, Fetten oder Eiweißen, sondern ist eine eigene Nährstoffgruppe. Aber er hat ebenfalls Kalorien – und zwar pro Gramm etwa 7 Kilokalorien (kcal), ähnlich viele wie Fett, jedoch ohne notwendige Nährstoffe für unseren Körper, es sind also „leere" Kalorien.

Die Wirkung von Alkohol auf den Stoffwechsel hat Parallelen zu den schlechten Zuckern. Wenn wir Alkohol trinken, nimmt die Leber ihn als Giftstoff wahr und baut ihn sofort ab. Dafür nutzt sie Enzyme und verbraucht Energie. Solange die Leber mit Alkohol beschäftigt ist, stoppt sie andere Stoffwechselvorgänge – besonders den Abbau von Fett und Zucker. Zusätzlich enthalten viele alkoholische Getränke Zucker oder Stärke, was sich wiederum auf den Blutzucker auswirkt.

Alkohol erzeugt daher auf mehreren Ebenen ungünstige Effekte, wenn man ihn regelmäßig oder in größeren Mengen trinkt: Er hemmt die Fettverbrennung, man nimmt also leichter zu, er steigert den Appetit und gleichzeitig sinkt die Hemmschwelle insbesondere für fettige und salzige Snacks. Außerdem beeinflusst Alkohol den Blutzucker, der erst hoch (bei zuckerhaltigen Getränken), dann oft zu niedrig ist, was zu Müdigkeit oder Heißhunger führt.

FATALER EFFEKT: Alkohol hat nicht nur bei kurzfristigem Konsum erhebliche Auswirkungen. Langfristig schädigt Alkohol vor allem die Leber, also genau das Organ, das eigentlich Cholesterin, Fette und Zucker reguliert. Darum gilt: Alkohol ist kein klassisches Kohlenhydrat, wirkt aber wie ein „Störfaktor" im Zucker- und Fettstoffwechsel.

Eine besondere Bedeutung hat Alkohol, auch in geringen Mengen, für Personen mit erhöhten Triglyceriden. Bei diesen Personen liegt häufig eine Fredrickson-Typ-IV-Hyperlipoproteinämie (auch genannt endogene Hypertriglyceridämie) vor. Alkohol wirkt insbesondere bei diesen Personen wie ein Brandbeschleuniger für Anstiege der Triglyceride. Umgekehrt ist die Reduktion oder besser noch der Verzicht auf Alkohol eine sehr wirkungsvolle Maßnahme für Betroffene, um hohe Triglyceride in den Griff zu bekommen.

Was bringen Vitamine?

Der Glaube an positive Effekte durch Einnahme von Vitaminen ist in Deutschland und der westlichen Welt weit verbreitet und hat tiefverwurzelte historische, kulturelle und mittlerweile auch psychologische Ursachen. Laut einer repräsentativen Befragung des Bundesinstituts für Risikobewertung gibt etwa ein Drittel der Bevölkerung an, mindestens einmal pro Woche Vitamine über Nahrungsergänzungsmittel einzunehmen. Jede sechste Person tut dies täglich, 75 Prozent der Bevölkerung ab und zu. In Apotheken allein betrug der Umsatz mit Nahrungsergänzungsmitteln (inklusive Vitamine) 2022 knapp 3 Milliarden Euro, wir haben es also mit einem riesigen Markt zu tun, der nicht unbedingt nach einer Wirksamkeit fragt. Am beliebtesten ist Vitamin D, gefolgt von Vitamin C und Multivitaminpräparaten. Da echte Vitaminmangelzustände sehr selten sind, wird ein großer Anteil der verkauften Vitamine vom Körper nicht verbraucht und wieder aussortiert, im Falle der wasserlöslichen Vitamine beispielsweise über den Urin.

Dennoch: Vitamine sind lebenswichtige, organische Stoffe, die der Körper nicht oder nur unzureichend selbst herstellen kann und die deshalb über die Nahrung aufgenommen werden müssen. Zu Beginn des 20. Jahrhunderts, als Vitaminmangelerkrankungen wie Skorbut, Rachitis oder Pellagra entdeckt wurden, erkannte man den Nutzen von Vitaminen. Die gezielte Aufnahme oder Anreicherung von Lebensmitteln mit bestimmten Vitaminen führte in der Folge zu erheblichen Verbesserungen der Volksgesundheit. Diese historische Erfahrung hat sich fest im kollektiven Bewusstsein verankert: Vitamine wurden zum Inbegriff von Gesundheit und Lebenskraft.

Obwohl Vitaminmangel in Deutschland heute äußerst selten ist, besteht die alte Vorstellung fort, dass eine zusätzliche Zufuhr – über Nahrungsergänzungsmittel oder spezielle Lebensmittel – grundsätzlich gut und gesund sei. Schon kerngesunde Kindergartenkinder bekommen erklärt, dass sie mehr Vitamine essen sollen. Hinzu kommt ein psychologischer Faktor. Viele Menschen möchten aktiv etwas für ihre Gesundheit tun und die Einnahme von Vitaminen vermittelt ein Gefühl von Kontrolle, Sicherheit und Selbstfürsorge. Vitaminpräparate zu nehmen, ist einfach und scheinbar ohne Risiko – ein Alltagsritual, das das Gefühl verstärkt, dem Körper etwas Gutes zu tun. Dabei spielt auch der Placeboeffekt eine Rolle: Wer überzeugt ist, dass Vitamine helfen, fühlt sich häufig tatsächlich wohler oder leistungsfähiger, auch wenn objektiv kein messbarer Nutzen besteht.

Ein weiterer Aspekt ist die kulturelle Prägung. In Deutschland hat das Ideal der „natürlichen Gesundheit" eine lange Tradition, die von der Lebensreformbewegung des 19. Jahrhunderts über die Naturheilkunde bis zur heutigen Bio- und Wellnesskultur reicht. Vitamine gelten als natürliche, lebensspendende Substanzen, und stehen damit im Gegensatz zu als „böse" wahrgenommenen „chemischen" Medikamenten, die oft mit Nebenwirkungen assoziiert werden. Diese emotionale Aufladung des Begriffs „natürlich" verstärkt das Vertrauen in Vitamine, selbst wenn sie industriell hergestellt werden. Die Lebensmittelindustrie hat diesen positiven Ruf gezielt genutzt, sodass Vitaminpräparate häufig kritiklos konsumiert werden.

Leider ist vielen Menschen nicht bewusst, dass Vitamine in natürlichen Lebensmitteln in Kombination mit anderen Pflanzenstoffen anders wirken als isoliert in Tablettenform. Ein weiteres grundlegendes Missverständnis ist die fehlende Differenzierung zwischen Mangelvorbeugung und Leistungssteigerung. Vitamine sind zweifellos lebensnotwendig und bei nachgewiesenem Mangel – etwa in der Schwangerschaft, bei älteren Menschen oder bestimmten Erkrankungen – unverzichtbar. Doch die Annahme, dass hohe Dosierungen zusätzliche Vorteile bringen, ist nicht nur wissenschaftlich unzutreffend, sondern es wurden sogar schädliche Effekte, etwa eine erhöhte Herzinsuffizienzrate unter hoch dosiertem Vitamin E, beobachtet.

Was aber sind die Fakten? Bereits vor vielen Jahren haben Forschende in hochwertigen, großen Studien die Hypothese untersucht, dass Vitamine positive Effekte auf Herz- und Gefäßkrankheiten haben könnten. Die Hoffnung war, dass mögliche „antioxidative" Effekte das Risiko für Herz-Kreislauf-Erkrankungen senken können. Die Ergebnisse dieser Studien fielen jedoch ernüchternd aus.

In der HOPE-Studie (Heart Outcomes Prevention Evaluation) erhielten über 9000 Patienten mit hohem kardiovaskulärem Risiko täglich 400 Internationale Einheiten Vitamin E oder Placebo. Nach einer Beobachtungszeit von rund viereinhalb Jahren – und auch nach einer Verlängerung im Rahmen der Nachfolgestudie HOPE-TOO auf insgesamt etwa sieben Jahre – zeigte sich kein Unterschied zwischen Vitamin E und Placebo bezüglich Herzinfarkten, Schlaganfällen, kardiovaskulären Todesfällen oder Gesamtsterblichkeit. Auch für sekundäre Endpunkte wie Re-Infarkte, Angina-pectoris-Episoden oder die Entwicklung einer diabetischen Nephropathie ergab sich kein Nutzen. Im Gegenteil: Es wurde bei genauerer Analyse das bereits erwähnte leicht erhöhte Risiko für Herzinsuffizienz in der Vitamin-E-Gruppe beobachtet. Auch das Krebsrisiko oder die Krebssterblichkeit wurden durch Vitamin E nicht beeinflusst. Insgesamt zeigte die Gabe von Vitamin E also keinen protektiven Effekt, sondern möglicherweise sogar einen ungünstigen Einfluss auf die Herzfunktion.

ANTIOXIDATIVE EFFEKTE: Antioxidantien neutralisieren sogenannte Freie Radikale und senken damit die Gefahr von Zellschäden. Freie Radikale entziehen Körperzellen Elektronen und schädigen sie damit. Die Hoffnung ist, dass sogenannte antioxidative Nahrungsmittel oder Präparate diese Elektronen wieder zuführen und damit zur Krankheitsprävention beitragen könnten. Leider fehlen jedoch Beweise für positive kardiovaskuläre Effekte, daher ist die Einnahme von Antioxidantien zur Vorbeugung von Herzinfarkt und Schlaganfall nicht empfehlenswert.

Als zweites Beispiel möchte ich die HPS-Studie (Heart Protection Study) aufführen. An dieser Studie nahmen über 20 000 Patientinnen und Patienten mit manifester Gefäßerkrankung oder sehr hohem Risiko teil. Getestet wurde eine als optimal erachtete Vitaminkombination aus Vitamin E (650 mg), Vitamin C (250 mg) und Betacarotin (20 mg). Über einen Zeitraum von fünf Jahren zeigte sich ebenfalls kein Unterschied zwischen der Vitamin- und der Placebogruppe in Bezug auf Herzinfarkte, Schlaganfälle, koronare Ereignisse oder Todesfälle durch vaskuläre Ursachen. Die Vitaminsupplementierung war zwar gut verträglich, doch ließ sich keinerlei präventiver Nutzen nachweisen.

Auch zu Vitamin D gibt es hochwertige Studien. Ein Beispiel ist die VITAL-Studie, eine sehr große randomisierte kontrollierte Studie mit über 25 000 Teilnehmern. Die Forschenden untersuchten die Wirkung von Vitamin D und Omega-3-Fettsäuren auf die Prävention von Herz-Kreislauf-Erkrankungen. Die Ergebnisse zeigten, dass weder Vitamin D noch Omega-3-Fettsäuren das Risiko für Herzinfarkt, Schlaganfall oder kardiovaskuläre Mortalität signifikant verringerten.

Viele weitere Studien belegen überzeugend, dass eine zusätzliche Einnahme von Vitaminen – weder allein noch in Kombination – keinen messbaren Schutz vor Herz-Kreislauf-Erkrankungen oder Todesfällen bietet. In keiner der Studien zeigte sich irgendein Effekt von Vitaminen auf den Cholesterin- oder Triglyceridspiegel. Es wäre schön, wenn es anders wäre, aber mit Vitaminen kommen wir hier nicht weiter.

Wie sinnvoll sind Nahrungsergänzungsmittel?

Wenn wir über die Senkung von Cholesterin reden, müssen wir unbedingt über die Versprechen von Nahrungsergänzungsmitteln sprechen.

Auch bei diesem Thema treffen die Interessen der Nahrungsmittelindustrie auf den tiefverwurzelten Wunsch, durch Einnahme eines „gesunden“ und irgendwie „natürlichen“ Mittels positive Gesundheitseffekte erzielen zu können. Die Gewinnmargen werden mit etwa 60 Prozent angegeben. Was vielen nicht bekannt ist: Nur 50 Prozent des angegebenen Inhalts eines Nahrungsergänzungsmittels muss mit der Beschriftung der Packung übereinstimmen. Außerdem gibt es keine Qualitätskontrollen wie bei Medikamenten.

Zu den Fakten soll auch hier als Beispiel eine Studie angeführt werden, die hinsichtlich der Nützlichkeit von Nahrungsergänzungsmitteln sehr aussagekräftig ist. Es handelt sich um die sogenannte SPORT-Studie. Diese untersucht, wie effektiv eine niedrig dosierte Statintherapie im Vergleich zu Placebo und sechs ausgewählten, häufig verwendeten Nahrungsergänzungsmitteln im Hinblick auf die Senkung des LDL-Cholesterins und die Veränderung entzündlicher Marker ist.

In der Studie wurden Erwachsene mit erhöhtem LDL-Cholesterinspiegel und erhöhtem Risiko für kardiovaskuläre Ereignisse untersucht. Die Studienteilnehmer wurden nach dem Zufallsprinzip einer von acht Behandlungsgruppen zugeordnet: Rosuvastatin 5 Milligramm täglich (ein cholesterinsenkendes Medikament in der niedrigsten verfügbaren Dosis), Placebo oder jeweils eines der sechs folgenden Nahrungsergänzungsmittel: Fischöl, Zimt, Knoblauch, Kurkuma (gelber Ingwer), Pflanzensterine und roter Reis (red yeast rice).

Insgesamt beendeten 190 Teilnehmer die Studie. Die zentralen Ergebnisse zeigen, dass das Medikament in der minimalen Menge von 5 Milligramm täglich eine deutliche Reduktion des LDL-C bewirkte – im Mittel um etwa 35,2 Prozent gegenüber Placebo – und dass diese Reduktion statistisch hochsignifikant war im Vergleich zu Placebo und zu allen geprüften Nahrungsergänzungsmitteln. Anders gesagt: Keines der untersuchten Nahrungsergänzungsmittel führte im Vergleich zu Placebo zu einer statistisch signifikanten Verringerung des LDL-C. Die Sicherheit und Verträglichkeit war in allen Gruppen vergleichbar.

DIE SACHE MIT DEM EINZELFALL: Wenn man die Teilnehmenden einzeln betrachtet, gibt es bei allen Nahrungsergänzungsmitteln und unter Placebo immer einzelne Personen, bei denen das Cholesterin etwas abfällt, und andere, bei denen es etwas ansteigt. Deshalb sind nie Rückschlüsse aus Einzelfallberichten möglich.

Wenn also zum Beispiel die Tante Ihrer Nachbarin irgendetwas einnimmt und berichtet wird, ihr Cholesterin sei jetzt niedriger, kann das natürlich stimmen, aber eben nur nach dem Zufallsprinzip. Im deutlichen Unterschied zu den Supplements oder Placebo zeigten alle Studienteilnehmer, die das Medikament eingenommen hatten, einen robusten Abfall des LDL-Cholesterins im Blut.

Für Nahrungsergänzungsmittel wie Fischöl, Zimt, Knoblauch, Kurkuma, Pflanzensterine oder roten Reis existiert kein Beleg für positive Effekte auf Herz- oder Kreislauf-Erkrankungen. Aus diesem Grund sprechen die aktuellen Leitlinien der Europäischen Gesellschaft für Kardiologie (ESC) und der Europäischen Atherosklerosegesellschaft für Vitamine und Nahrungsergänzungsmittel eine sogenannte Klasse-III-Empfehlung aus. Das bedeutet, dass diese Mittel nicht zur Behandlung oder Vorbeugung von Herz- oder Gefäßkrankheiten eingesetzt werden sollen.

CHOLESTERIN SENKEN MIT ALTERNATIVEN

Viele Nahrungsergänzungsmittel versprechen eine effektive Senkung des LDL. Doch das Ergebnis ist ernüchternd.

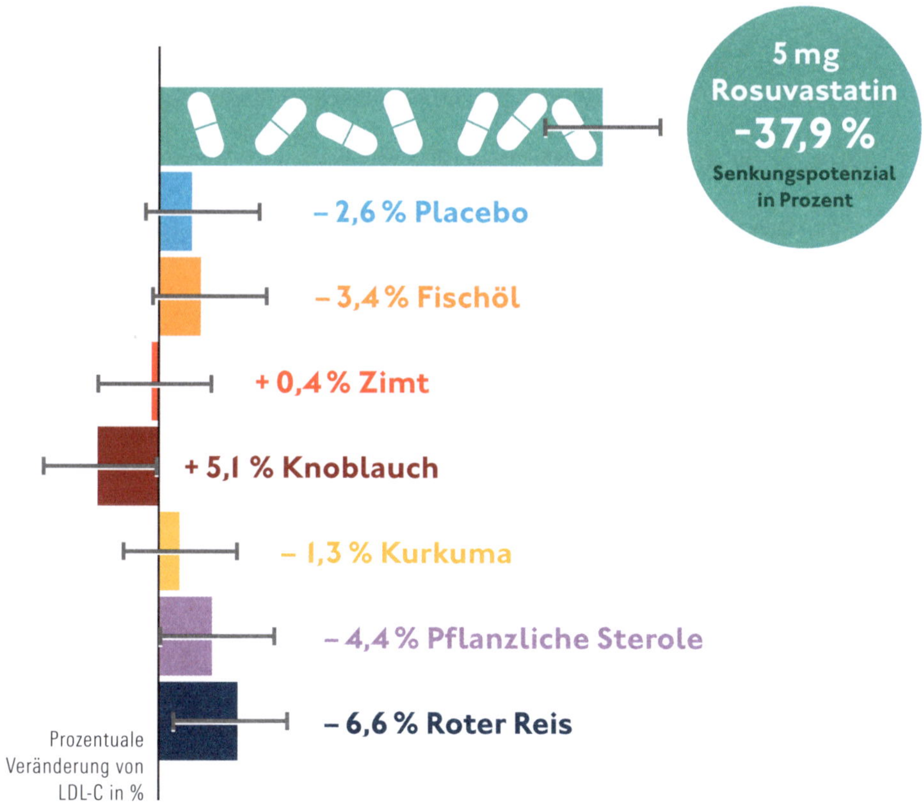

Erkenntnisse aus einer randomisierten Studie: Leider zeigt sich kein relevanter Effekt von Nahrungsergänzungsmitteln auf das Cholesterin, ihr Effekt unterscheidet sich nicht von einem Placebo.

Fehlerbalken: Er zeigt an, wie stark die Messwerte streuen und in welchem Bereich der wahre Wert wahrscheinlich liegt.

Können pflanzliche Sterole helfen?

Pflanzliche Sterole, auch Phytosterine genannt, gelten als das „Cholesterin der Pflanzen" und werden häufig als natürliche Möglichkeit zur Senkung des Cholesterinspiegels beworben. Sie ähneln strukturell dem Cholesterin und können dessen Aufnahme im Darm teilweise blockieren, was bei täglicher Aufnahme großer Mengen Phytosterine zu einer Senkung des LDL-Cholesterins um etwa 5 bis 15 Prozent führen kann.

Trotz dieses biochemischen Effekts sprechen mehrere Argumente gegen ihre Verwendung als Nahrungsergänzungsmittel. Der wichtigste Punkt ist, dass bisher kein Nachweis existiert, dass die Einnahme von Phytosterinen das Risiko für Herz-Kreislauf-Erkrankungen tatsächlich senkt.

NICHT AUSREICHEND UNTERSUCHT: Anders als bei Medikamenten wie Statinen oder Ezetimib fehlen klinische Studien, die eine Verringerung von Herzinfarkten oder Schlaganfällen belegen. Zudem bestehen Unsicherheiten hinsichtlich der Langzeitsicherheit, da sich Phytosterine im Körper anreichern können und möglicherweise selbst atherogene Wirkungen haben, also Atherosklerose hervorrufen können.

Phytosterine werden im Körper nicht hergestellt und im Darm über einen sogenannten Transporter aktiv ausgeschieden. Bei Menschen mit der seltenen genetischen Sitosterolämie, bei der dieser Transporter defekt ist, reichern sich Phytosterine im Blut und in Gefäßwänden an. Diese Personen entwickeln nicht etwa weniger, sondern im Gegenteil eine besonders aggressive, frühzeitige Atherosklerose – was darauf hindeutet, dass hohe Phytosterinspiegel potenziell schädlich sein können.

Auch bei Gesunden ist unklar, ob eine dauerhafte Zufuhr über Nahrungsergänzungsmittel langfristig gefahrlos ist. Darüber hinaus können Phytosterine die Aufnahme fettlöslicher Vitamine wie Betacarotin, Vitamin E und K verringern. Die Dosierungen und die Qualität der erhältlichen Produkte variieren erheblich, was eine verlässliche Anwendung erschwert. In Zusammenschau spricht also wenig für die Verwendung dieser Substanzen.

Die Sache mit dem roten Reis

Roter Reis wird intensiv als „natürliches" Mittel zur Cholesterinsenkung beworben. Roter Reis (engl. red yeast rice, aus fermentiertem Reis mit dem Pilz Monascus purpureus) wirkt, weil bei der Fermentation sogenannte Monacoline entstehen, von denen das wichtigste Monacolin K chemisch identisch ist mit dem verschreibungspflichtigen Statin Lovastatin (siehe Seite 99). Der rote Schimmelpilz enthält also einen Wirkstoff, der den Statinen entspricht und entsprechend wirkt. Allerdings ist im Unterschied zu einem Arzneimittel die Zusammensetzung von Produkten mit rotem Reis extrem variabel: Der Gehalt an Monacolin K schwankt stark zwischen Herstellern und Chargen, sodass die tatsächlich verabreichte „Dosis" häufig unbekannt ist. Diese mangelnde Standardisierung macht die Wirkung und vor allem das Risiko unvorhersehbar und verhindert eine verlässliche medizinische Anwendung. Man könnte also genauso ein paar zufällige Krümel einer zerbröselten Tablette Lovastatin zu sich nehmen, das wäre zumindest nicht gefährlich. Gesundheitsbehörden und Übersichtsarbeiten warnen nämlich, dass Roter-Reis-Produkte aufgrund ihrer Monacolin-K-Exposition Schäden von Muskeln (Rhabdomyolyse), Leber und Nieren verursachen können.

(!) **DAS PROBLEM MIT VERUNREINIGUNGEN. Bei der Herstellung von rotem Reis kann das Mykotoxin Citrinin entstehen, ein Leber- und Nierentoxin mit potenziell schweren Folgen. Im Jahr 2024 kam es durch roten Reis beziehungsweise Benikoji-Produkten in Japan zu Klinikaufenthalten, Nierenversagen und sogar mehreren Todesfällen, vermutlich bedingt durch eine natürliche Verbindung mit Blauschimmel.**

Wegen gemeldeter schwerer Nebenwirkungen und da Monacolin K einem zugelassenen Arzneistoff gleicht, haben EU-Institutionen empfohlen, die tägliche Zufuhr an Monacolin-K-Äquivalenten in Nahrungsergänzungsmitteln zu begrenzen (unter 3 mg/Tag in EU-Regelungen).

Fazit: Roter Reis senkt zwar das LDL-Cholesterin über denselben Mechanismus wie Lovastatin, bringt aber wegen stark variierender Monacolin-Gehalte, Risiken wie muskel- und leberschädigende Effekte, ebenso wegen möglicher Citrinin-Kontaminationen, regulatorischer Beschränkungen und fehlender Belege für Endpunktnutzen erhebliche

Nachteile mit sich. Es gibt daher keinen Grund, für diese Produkte Geld auszugeben. Die Vorfälle in Japan, die zu Hospitalisierungen, Rückrufen und Todesfalluntersuchungen führten, unterstreichen die reale Gefahr schlecht kontrollierter Supplemente und die Notwendigkeit strenger Qualitätskontrolle und medizinischer Aufsicht bei der Anwendung.

Sie sehen, die gemeinsame Geschichte von Ernährung und Cholesterin hat viele, mitunter spannende Facetten. Sie haben erkannt: Ernährung lässt sich nicht mit Einzelfällen betrachten. Ein einzelnes Vitamin oder ein einzelnes Lebensmittel hat nicht die Kraft, Ihre Cholesterinwerte nachhaltig zu verändern. Es ist das Gesamtbild der Ernährung, das entscheidend ist. Sie können mit einer gesunden vielfältigen Ernährung für Ihren Körper und Ihre Gefäßgesundheit viel Gutes tun. Eine Veränderung Ihres Speiseplans bietet Ihnen einen aktiven Hebel, den Sie selbst in der Hand haben, um Ihre Gefäßgesundheit zu unterstützen.

DAS RICHTIGE MEDIKAMENT FINDEN

Neben einem gesunden Lebensstil sind Medikamente ein wichtiges Instrument im Umgang mit Cholesterin. Dabei sind für ein optimales Ergebnis einige Dinge zu beachten.

Was Sie über Medikamente wissen sollten

Nicht jeder Wirkstoff ist für jeden geeignet und die Anwendung ist manchmal schwierig. Grundwissen zu Medikamenten erleichtert den Umgang.

Wenn Ärzte mit ihren Patientinnen und Patienten über Möglichkeiten der Regulierung ihrer Cholesterinwerte sprechen, ist die Reaktion auf Medikamentenverschreibungen oft eher skeptisch. Sie möchten das Ganze lieber über einen gesunden Lebensstil regeln und nicht noch zusätzlich irgendeine Tablette einnehmen. Viele fühlen sich vor allem unwohl bei dem Gedanken, langfristig Medikamente einzunehmen, außerdem sind Nebenwirkungen immer ein großes Thema, und sie möchten zuerst versuchen, mit einem gesunden Lebensstil die Cholesterinwerte zu regulieren. Es gibt Menschen, die Medikamente als einen Eingriff in die eigene Integrität wahrnehmen, als unzulässigen Einfluss von außen auf die persönlichen Körperfunktionen. Darüber hinaus wird die regelmäßige Einnahme von Medikamenten durchaus mit einem hohen Lebensalter oder gar dem nahenden Lebensende in Verbindung gebracht. Dann wird gesagt: „So alt bin ich nun auch noch nicht", oder eben: „Jetzt bin ich alt".

Solche abwehrenden oder resignativen Aussagen habe ich mehr als einmal gehört, wenn ich zum ersten Mal mit Patienten über Medikamente gegen hohes Cholesterin oder hohen Blutdruck spreche. Die erste Information über ein Medikament ist daher sehr wichtig, denn wenn der Patient oder die Patientin eine Tablette erst mal im Kopf in eine negative „Schublade" eingeordnet hat, kann es schwierig werden, ihn und sie davon zu überzeugen, dass genau dieses Mittel helfen kann.

Die Einnahme von Medikamenten scheint auch lange Zeit kein Muss, denn die Gefäßverkalkungen, selbst in fortgeschrittenem Stadium, sorgen ja nicht für Schmerzen. Allerdings kann man das von den Folgen einer Durchblutungsstörung dann leider nicht mehr sagen. Auch die eigenen Risikofaktoren, die das Endothel schädigen, merkt man nicht, da wir an der Innenhaut unserer Gefäße, dem Gefäß-Endothel, keine Schmerzrezeptoren haben. Das bedeutet konkret: Es tut nicht weh, wenn man Zigaretten raucht, hohes Cholesterin, hohen Blutdruck oder Blutzucker hat. Auch fühlt man sich leider nicht kurzfristig besser, wenn man diese Risikofaktoren abstellt. Anders als bei einer Schmerztablette gegen Rückenschmerzen oder einem Antibiotikum bei einer bakteriellen Lungenentzündung kann man keine kurzfristige Verbesserung des Wohlbefindens durch eine Tablette gegen hohes Cholesterin erwarten. Man kann die chronischen Probleme Cholesterin, Bluthochdruck oder Diabetes auch nicht durch eine „Kur" mit Medikamenten über einige Wochen hinweg „heilen", sondern die genetischen Faktoren bleiben. Im Umkehrschluss heißt das allerdings auch, dass man lebenslang von den Medikamenten profitieren kann. Nur eine dauerhafte Einnahme kann das Risiko für Herzinfarkt oder Schlaganfall senken. Aus all diesen Gründen ist es ausgesprochen wichtig, dass Sie sehr gut informiert sind, warum ein Medikament in der individuellen Situation sinnvoll ist, was es für Vorteile bringt, und welche möglichen Risiken bestehen.

FAKTOR REGELMÄSSIGKEIT: Medikamente können nur dann ihre volle Wirkung entfalten, wenn sie regelmäßig eingenommen werden. Auch wenn man sich manchmal gut fühlt oder denkt, „heute geht's doch auch ohne": Es bringt viele Vorteile, die Wirkstoffe in gleichmäßigen Abständen einzunehmen. Nur so kann ein stabiler Wirkspiegel entstehen. Das verbessert die Wirkung, vermindert Nebenwirkungen und man braucht letztlich weniger Medikamente.

Auch der psychologische Effekt ist relevant: Je weniger Tabletten in der Pillendose liegen, desto besser klappt es mit der regelmäßigen Einnahme. Manchmal gibt es Medikamente, die mehrere Wirkstoffe in einer Tablette vereinen, sogenannte Kombitabletten. Für die Senkung von Cholesterin oder hohem Blutdruck beispielsweise ist es in vielen Fällen günstig, zwei oder mehr Wirkstoffe in einer Tablette zu kombinieren. Dies verbessert die Wirksamkeit, kann Nebenwirkungen reduzieren und ist praktisch: weniger Tabletten, weniger Aufwand, die Wirkung jedoch bleibt gleich. Jede eingesparte Tablette ist ein kleiner Schritt hin zu einer leichteren Routine.

Warum Regelmäßigkeit wichtig ist

Moderne Wirkstoffe werden danach ausgewählt, sich über 24 Stunden gleichmäßig zu entfalten, damit eine Einmalgabe des jeweiligen Medikaments möglich ist. Bei solchen Wirkstoffen ist also die regelmäßige Einnahme wichtiger als die Frage, ob man die Tablette morgens oder abends einnimmt. Früher wurden Cholesterinsenker, insbesondere die Statine, grundsätzlich für die abendliche Einnahme verordnet, da die Cholesterinsynthese in der Leber nachts etwas stärker ist als tagsüber. Die alten Statine (zum Beispiel Lovastatin) hatten eine kürzere Halbwertszeit und wirkten daher abends ein wenig besser. Bei den neuen Statinen wie Atorvastatin und Rosuvastatin spielt das keine Rolle mehr. Darüber hinaus ist es für viele Menschen einfacher, ihre Medikamente in die feste Morgenroutine einzubinden – etwa beim Aufstehen, Frühstücken oder Zähneputzen. So wird das Einnehmen zur Gewohnheit, und man vergisst es seltener. Für viele von uns verläuft der Tag zudem am Morgen gleichmäßiger als die Abende. Zusätzlich hatte bei den alten Statinen eine vergessene Tablette einen viel größeren Einfluss auf die Wirksamkeit als die Frage der nächtlichen Cholesterinsynthese (siehe Seite 19).

Ich empfehle daher die Einnahme der Cholesterinsenker morgens beim Zähneputzen. Am besten den Blister mit den Tabletten zur Zahnpasta stellen. Wasser hat man dann auch zur Verfügung und das Ganze gehört einfach zur Routine. Zähneputzen taugt übrigens hervorragend als Erklärung für das Prinzip des Vorbeugens: Wir legen sehr viel Wert auf das morgendliche Zähneputzen, nutzen Zahnpasta mit Fluorid, obwohl wir gesunde Zähne haben, denn wir wollen erreichen, dass sie auch gesund bleiben! Wenn wir erst mal ein Loch im Zahn haben, kann der Arzt zwar bohren und austauschen, aber das Zeitfenster für die Prävention ist im Hinblick auf den kranken Zahn vorbei (nicht jedoch für die anderen gesunden!). So ist es auch mit unseren Gefäßen. Wir können als Kardiologen bei verkalkten Engstellen in einem Gefäß Stents einsetzen – aber den Kalk selbst bekommen wir dann nicht mehr weg. Die große Chance besteht daher in der Prävention, also darin, Beläge an den Zähnen oder eben Verkalkungen in den Gefäßen gar nicht erst entstehen zu lassen. Beides braucht wenig Aufwand und verbessert die Lebensqualität, und je älter man wird, desto mehr macht sich die Vorbeugung bezahlt.

REGELN ZUR EINNAHME

Für eine erfolgreiche Therapie ist es wichtig, dass Sie mit Medikamenten bewusst umgehen.

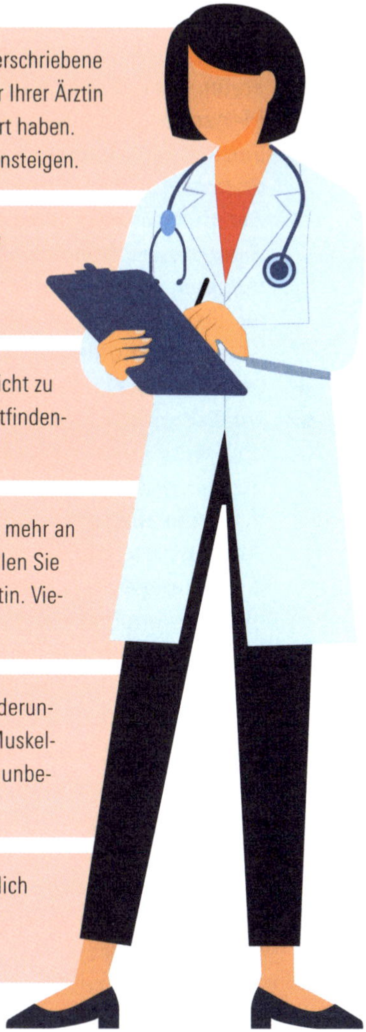

Nicht auf eigene Faust absetzen: Sie sollten verschriebene Medikamente niemals ohne Rücksprache mit Ihrem Arzt oder Ihrer Ärztin absetzen – auch wenn sich Ihre Cholesterinwerte normalisiert haben. Bei Stopp der Cholesterinsenker werden die Werte wieder ansteigen.

Regelmäßig einnehmen: Damit Medikamente ihre Aufgabe erfüllen können, ist es wichtig, dass diese regelmäßig eingenommen werden.

Zu einem Ritual machen: Um die Medikamente nicht zu vergessen, ist es sinnvoll, sie in ein täglich ohnehin fest stattfindendes Ritual einzubinden, wie etwa nach dem Zähneputzen.

Morgens oder abends? Moderne Statine sind nicht mehr an die Einnahme zu einer bestimmten Tageszeit gebunden. Wollen Sie hier sichergehen, sprechen Sie mit Ihrem Arzt oder Ihrer Ärztin. Vielen Menschen fällt die Einnahme morgens leichter.

Nebenwirkungen beobachten: Wenn Sie Veränderungen bei der Medikamenteneinnahme bemerken, wie etwa Muskelschmerzen, schreiben Sie diese auf und besprechen Sie das unbedingt mit Ihrem Arzt oder Ihrer Ärztin.

Bei Sorgen mit dem Arzt sprechen: Grundsätzlich gilt für Sie immer, dass Sie bei allen Sorgen, Bedenken oder Ängsten, mit Ihrem Arzt oder Ihrer Ärztin sprechen können.

Über den Sinn von Cholesterinsenkern

Ob Cholesterinsenker wie Statine sinnvoll sind, hängt vom kardiovaskulären Risiko ab, also Ihrem persönlichen Risiko, eine Herz-Kreislauf-Erkrankung zu entwickeln. In den Leitlinien der Europäischen Gesellschaft für Kardiologie (ESC, European Society of Cardiology), der Deutschen Gesellschaft für Kardiologie (DGK) und der Europäischen Gesellschaft für Atherosklerose (EAS, European Atherosclerosis Society) werden Zielwerte für das LDL-Cholesterin empfohlen. Diese Zielwerte richten sich nach dem Risiko der betroffenen Person. Der erste Schritt ist daher immer die Beurteilung des persönlichen Risikos einer Person, einen Herzinfarkt oder ein anderes schwerwiegendes kardiovaskuläres Ereignis zu erleiden (siehe Seite 39). Je höher das Gesamtrisiko, desto größer ist der individuelle Effekt einer Cholesterinsenkung. Bei Patienten mit sehr hohem Risiko, zum Beispiel Menschen, die bereits einen Herzinfarkt oder Schlaganfall durchgemacht oder an einer durch Arteriosklerose bedingten kardiovaskulären Erkrankung leiden, sollte der Ausgangs-LDL-Cholesterinwert um mindestens 50 Prozent reduziert und möglichst unter 55 Milligramm pro Deziliter Blut (mg/dl) beziehungsweise 1,4 Millimol pro Liter (mmol/l) gesenkt werden. Dies gilt auch für Patienten mit koronarer Herzkrankheit (KHK), die noch keinen Herzinfarkt oder Schlaganfall erlitten haben.

Bei Personen ohne bestehende Herz-Kreislauf-Erkrankungen, aber mit hohem kardiovaskulärem Risiko, sollte der Ausgangs-LDL-Cholesterinwert möglichst unter 70 Milligramm pro Deziliter Blut beziehungsweise 1,8 Millimol pro Liter gesenkt werden. Für Menschen mit mittlerem Risiko gilt ein LDL-Cholesterinwert unter 100 mg/dl (2,6 mmol/l) als wünschenswertes Ziel, und last but not least sind für Menschen mit niedrigem Risiko LDL-Cholesterinwerte von unter 116 mg/dl (3,0 mmol/l) empfehlenswert. Das betrifft beispielsweise Patienten mit Diabetes, aber auch Personen mit weiteren Risikofaktoren wie erhöhtem Blutdruck, Personen mit Verwandten ersten Grades, die einen Herzinfarkt, eine Bypassoperation oder einen Schlaganfall hatten, und Personen, die das Rauchen trotz ernsthafter Versuche nicht aufgeben können. Diese Zielwerte gelten seit 2019 und sind durch zahlreiche wissenschaftliche Untersuchungen untermauert und von den genannten Fachgesellschaften im Jahr 2025 erneut bestätigt worden.

Gibt es auch zu niedrige Cholesterinwerte?

Das Thema Cholesterin verunsichert immer noch häufig, denn viele Menschen haben gelernt, die Gleichung „niedrig = gut" für richtig zu halten. Trotzdem stellt sich manchmal die Frage, ob es so etwas wie „zu niedrige" Werte geben kann. Dazu nochmals ganz grundsätzlich: Cholesterin ist kein Feind, sondern ein lebenswichtiger Baustein unseres Körpers. Jede Körperzelle benötigt Cholesterin, zum Beispiel für die Zellmembran. Schlecht ist Cholesterin indes immer dann, wenn es sich an der falschen Stelle befindet. Das große Problem ist das Cholesterin im Blut und in der Gefäßwand, wo die Verkalkungen verursacht werden. Da jede Zelle in der Lage ist, Cholesterin herzustellen, führt auch eine starke Absenkung im Blut nicht zu einer Änderung des Cholesteringehaltes in den Körperzellen. Funktionen wie Zellmembranen, Hormonsynthese oder Wachstum sind auch bei sehr starker medikamentöser LDL-C-Senkung (zum Beispiel unter 40 mg/dl / 1,0 mmol/l) vollständig unverändert. Die meisten Säugetiere haben ein LDL-C unter 40 mg/dl. Auch als Embryo im Bauch unserer Mutter – also genau in der Zeit mit dem größten Wachstum unserer Organe – haben wir so niedrige Werte.

DEN CHOLESTERIN-NOBELPREIS VERDIENT: Die Cholesterinforscher Joseph Goldstein und Michael Brown, die 1985 den Nobelpreis erhielten, haben mit ihren Arbeiten über den LDL-Rezeptor das Fundament für unser heutiges Verständnis der Cholesterinregulierung im Körper gelegt. Ihre Forschung zeigte: Die Leber steuert den Cholesterinhaushalt, indem sie LDL-Partikel aus dem Blut entfernt.

Für die Arbeit der Leber bei der Steuerung unseres Cholesterinwertes spielen die Anzahl und Aktivität der bereits beschriebenen LDL-Rezeptoren eine zentrale Rolle. Diese Rezeptoren binden LDL-Cholesterin, nehmen es auf und senken dadurch die Konzentration im Blut. Entscheidend ist, dass die Aktivität der LDL-Rezeptoren durch das Cholesterinangebot innerhalb der Zelle reguliert wird: Wenn in der Leber genügend Cholesterin vorhanden ist, wird die Bildung neuer Rezeptoren gedrosselt, ist wenig vorhanden, werden mehr Rezeptoren produziert. Brown und Goldstein fanden heraus, dass eine relativ geringe Konzentration von LDL-Cholesterin im Blut ausreicht, um die LDL-Rezeptoren der Leber „zu sättigen". Mit anderen Worten: Schon bei sehr niedrigen Blutwerten kann die Leber all das Cholesterin aufnehmen, das sie für Zellmembranen, Gallenproduktion und Hormonvorstufen braucht. Es ist also physiologisch gar nicht nötig, dass das LDL-C höher ist, um die lebenswichtigen Funktionen aufrechtzuerhalten.

Das erklärt auch, warum sehr niedrige LDL-C-Spiegel – sei es genetisch bedingt oder durch Medikamente erreicht – keine Funktionsstörungen verursachen. Das ist in großen Studien, zum Beispiel mit den PCSK9-Hemmern (siehe Seite 115) über viele Beobachtungsjahre gut belegt. Es gibt Menschen mit seltenen genetischen Varianten (wie PCSK9-Loss-of-Function-Mutationen), die ihr ganzes Leben lang angeborene LDL-C-Werte um 20 bis 30 mg/dl haben. Diese Personen leben völlig gesund und haben sogar ein deutlich geringeres Risiko für Herz-Kreislauf-Erkrankungen. Insofern ist ihre Erkenntnis ein „biologischer Beweis", dass es keine Untergrenze gibt, unter der LDL-Cholesterin für die Zellfunktion gefährlich wird. Sie haben gezeigt, dass der Körper bei sehr niedrigen Spiegeln noch vollständig versorgt ist – und das ist die biochemische Begründung, warum man heute sagen kann: Je niedriger die LDL-Werte, desto besser.

Wenn die Veränderungen in Ihrem Lebensstil, die ich Ihnen im Buch aufzeige, nicht ausreichen, um die LDL-Cholesterinzielwerte zu erreichen, kommen Medikamente zum Einsatz. Hier gibt es eine Vielzahl von cholesterinsenkenden Wirkstoffen, die an die individuellen Patientenbedürfnisse angepasst werden können. Wann Cholesterinsenker sinnvoll sind und welche cholesterinsenkenden Medikamente für die Therapie am besten geeignet sind, bespricht Ihre Ärztin oder Ihr Arzt mit Ihnen. Die besten Studienergebnisse und die größte Erfahrung gibt es mit den Statinen. Statine sind daher bei einem zu hohen LDL-Cholesterinspiegel die Cholesterinsenker der ersten Wahl.

Statine – die Leistungsstarken

Statine gehören zu den wichtigsten Cholesterinmitteln. Doch wie wirken sie, wer braucht sie und was ist zu beachten?

Wenn man wissen will, warum wir uns in der Cholesterintherapie so sehr auf Statine konzentrieren und deren Wichtigkeit kaum zu unterschätzen ist, ist es sinnvoll, einen kurzen Ausflug in die Geschichte der modernen Medizin zu machen – nämlich zum Zeitpunkt der Entdeckung der Statine. In den 1950er-Jahren war man sich noch nicht so richtig im Klaren darüber, wie überhaupt Cholesterin in einer Zelle entsteht, und hatte damit auch wenig Ansatzpunkte, an das Problem zu hoher Werte heranzugehen. Dann jedoch der Durchbruch: Konrad Bloch (Harvard Universität in Boston, USA) und Feodor Lynen (München) entschlüsselten die komplette Cholesterinbiosynthese. Sie erhielten für ihre Forschung 1964 den Nobelpreis für Medizin. Es war eine mühsame Arbeit, Schritt für Schritt vom Acetyl-Coenzym A bis zum fertigen Cholesterinmolekül aufzuklären.

In den 1970er-Jahren dann ein weiterer Durchbruch. Der japanische Biochemiker Akira Endo beschäftigte sich in Tokio intensiv mit Pilzen und war fasziniert von deren Fähigkeit, Stoffwechselprozesse anderer Organismen zu beeinflussen, insbesondere durch die Produktion von Enzymhemmern. Zu dieser Zeit war bekannt, dass ein hoher Cholesterinspiegel mit Arteriosklerose und Herzinfarkt in Zusammenhang steht, aber es gab praktisch keine wirksamen und sicheren Möglichkeiten, Cholesterin mit einem Medikament gezielt zu senken.

Endo stellte sich die Frage: Könnte es in der Natur Stoffe geben, die das Schlüsselenzym der körpereigenen Cholesterinbildung, das von Bloch und Lynen beschriebene Enzym HMG-CoA-Reduktase, hemmen? Daher begann der japanische Wissenschaftler mit einem groß angelegten Screening von über 6000 Pilzstämmen, in der

Hoffnung, einen natürlichen Hemmstoff dieses Enzyms zu finden. 1973 hatte er schließlich Erfolg. Aus dem Schimmelpilz Penicillium citrinum isolierte er einen Stoff, den er Mevastatin (auch Compactin) nannte. Im Labor zeigte sich, dass dieser Stoff die HMG-CoA-Reduktase stark hemmt und damit die Cholesterinsynthese blockiert. Statine sind also ursprünglich ein Naturprodukt aus Pilzen. Ähnliche Schimmelpilze sitzen auf dem roten Reis, der zur Cholesterinsenkung vermarktet wird, aber nicht zu empfehlen ist (siehe Seite 85).

Weitere Forscher in den USA, insbesondere Alfred Alberts und Bruce Roth, griffen dann Endos Entdeckung auf und fanden in einem anderen Pilz (Aspergillus terreus) ein eng verwandtes Molekül: Lovastatin. Dieses wurde 1987 als erstes Statin unter dem Handelsnamen Mevacor als Medikament zugelassen. Damit begann die Erfolgsgeschichte der Statine, die heute zu den am besten untersuchten und am häufigsten verschriebenen Cholesterinpräparaten der Welt gehören. Millionen Menschen verdanken ihnen eine deutliche Senkung ihres Herzinfarkt- und Schlaganfallrisikos.

LOHN FÜR DIE BEHARRLICHKEIT: Akira Endo bekam für seine bahnbrechende Arbeit lange keine breite Anerkennung. Erst 2008 erhielt er nicht zuletzt den Lasker-DeBakey-Clinical-Medical-Research-Award, oft als „amerikanischer Nobelpreis" bezeichnet. Endo ist ein Beispiel für wissenschaftliche Beharrlichkeit: Er suchte nicht nach einem Medikament, um reich zu werden, sondern nach einem biologischen Schlüssel, um eine Volkskrankheit besser zu verstehen. Und zwar nur mit einer Petrischale, einem Schimmelpilz und einer klaren Idee.

Während Endo mit Pilzen und Enzymhemmung arbeitete, forschten Joseph Goldstein und Michael Brown zur gleichen Zeit im texanischen Dallas an der Frage, wie eine Zelle den Cholesterinspiegel überhaupt steuert. Sie wollten verstehen, warum Patienten mit Familiärer Hypercholesterinämie (FH, siehe Seite 46) genetisch bedingt extrem hohe Cholesterinwerte haben und schon in jungen Jahren Arteriosklerose und Herzinfarkte entwickeln. Die entscheidende Frage: Produzieren die Zellen zu viel Cholesterin oder bauen sie zu wenig ab? Dabei machten sie eine entscheidende Entdeckung: Menschen mit FH hatten Defekte in den LDL-Rezeptoren, dadurch konnte das Cholesterin nicht in die Leber aufgenommen werden, blieb im Blut und führte zu den gefährlich hohen Spiegeln. Diese Erkenntnis revolutionierte das Verständnis des Cholesterinstoffwechsels. Bis dahin glaubte man, Cholesterin im Blut sei weitgehend passiv reguliert. Brown und Goldstein zeigten hingegen, dass es ein fein abgestimmtes Rückkopplungssystem gibt: Wenn zu wenig Cholesterin vorhanden ist, aktiviert die Zelle genau diese Prozesse wieder, durch mehr Synthese gibt es dann mehr Rezeptoren. Diese doppelte Rückkopplung war das fehlende Bindeglied zwischen Endos Entdeckung und der Physiologie des Menschen. Brown und Goldstein beschrieben damit den Mechanismus, den Endos Statine ausnutzen: Wenn man die HMG-CoA-Reduktase hemmt, sinkt der Cholesterinspiegel in der Leberzelle. Dann „denkt" die Zelle, sie habe zu wenig Cholesterin, und reagiert, indem sie mehr LDL-Rezeptoren bildet. Dadurch wiederum nimmt die Leber mehr LDL aus dem Blut auf, und der Blutspiegel sinkt. Damit schloss sich der Kreis. Endo fand das Molekül, das das Enzym hemmt. Brown und Goldstein erklärten, warum das so effektiv ist. Gemeinsam haben sie das Fundament gelegt, auf dem ein Großteil der modernen Kardiologie ruht. Auch Brown und Goldstein erhielten für ihre Arbeiten 1985 den Nobelpreis. Ihre Entdeckungen wurden zum Lehrbuchwissen der Biochemie und sind bis heute die theoretische Grundlage aller modernen LDL-senkenden Therapien.

Wie die Statine in die Therapie gelangten

Der entscheidende Schritt vom Labor zur klinischen Anwendung der Statine in Form von Medikamenten gelang durch große Studien mit zufällig ausgewählten Teilnehmern in den 1990er-Jahren. Sie machten aus einer biochemischen Entdeckung eine Therapie, die Leben rettet. Ein Beispiel für diese sogenannten Meilensteinstudien ist die 4S-Studie (Scandinavian Simvastatin Survival Study, 1994 fertiggestellt). Diese Studie zeigte erstmals, dass Statine nicht nur Cholesterin senken, sondern tatsächlich Leben verlängern, indem Herzinfarkte und Sterblichkeit deutlich reduziert wurden. Das war der Moment, in dem Statine den Sprung vom „Laborwunder" zur „Standardtherapie" schafften. Die West of Scotland Coronary Prevention Study (WOSCOPS, 1995 veröffentlicht, mit Pravastatin) belegte zusätzlich, dass Statine auch in der Primärprävention, also bei Menschen ohne

Herzinfarkt, aber mit erhöhtem Risiko, wirken. Weitere wichtige Studien waren die „HPS" (Heart Protection Study, 2002, mit Simvastatin), die PROVE-IT und TNT (2004–2005). HPS war eine der größten Studien überhaupt und kam zu dem Ergebnis, dass nahezu alle Risikogruppen von Statinen profitieren, während PROVE-IT und TNT den Nachweis erbrachten, dass „je niedriger, desto besser" gilt – eine stärkere LDL-Senkung also zu weniger Ereignissen führt, ohne zusätzliche Risiken zu bergen.

Einen wichtigen Beitrag zum Verständnis der Statine liefert bis heute die Cholesterol Treatment Trialists Collaboration (CTT), eine der einflussreichsten Forschungsinitiativen in der gesamten Kardiologie. Unter der Leitung von Sir Rory Collins, Richard Peto und Colin Baigent bündelt sie seit den 1990er-Jahren die Originaldaten aus über 25 großen Studien mit mehr als 170 000 Teilnehmern über viele Beobachtungsjahre. Anders als klassische Metaanalysen wertet die CTT nicht nur veröffentlichte Ergebnisse aus, sondern die individuellen Patientendaten und kann so sehr genaue und zuverlässige Analysen erstellen. Die wichtigste Erkenntnis der CTT war, dass eine Senkung des LDL-Cholesterins um etwa 1 mmol/l (rund 38 mg/dl) das Risiko schwerer Herz-Kreislauf-Ereignisse um etwa ein Viertel reduziert, und zwar unabhängig vom Ausgangswert. Damit bestätigte sich das Prinzip „je niedriger, desto besser". Die CTT zeigte außerdem, dass nahezu alle Patientengruppen von Statinen profitieren: Männer und Frauen, Jüngere und Ältere, Menschen mit Diabetes und Patienten mit normalem Cholesterinwert. Mindestens genauso wichtig ist der Beleg, dass die Statine bei all den unterschiedlichen Menschen, über lange Beobachtungszeiten und in Bezug auch auf sehr seltene, denkbar unerwünschte Effekte sehr sicher sind. Schwere Nebenwirkungen sind äußerst selten, und viele vermeintliche Beschwerden treten mit gleicher Häufigkeit auch unter Placebo auf. Durch ihre Arbeit hat die CTT weltweit Leitlinien geprägt und entscheidend dazu beigetragen, das Vertrauen in die Statintherapie zu stärken. Sie gilt heute als das wissenschaftliche Fundament der modernen Cholesterin- und Herz-Kreislauf-Prävention. Die CTT ist ein Beispiel dafür, wie internationale Zusammenarbeit eindeutige Antworten auf komplexe medizinische Fragen liefern kann.

Diese und zahlreiche weitere Studien machen die Statine zu einer der am solidesten belegten Therapieklassen in der gesamten Medizin. Sie werden auf der ganzen Welt bei Patienten eingesetzt, die bereits einen Herzinfarkt oder Schlaganfall erlitten haben oder an der peripheren arteriellen Verschlusskrankheit („Schaufensterkrankheit") leiden, um das Risiko für das Voranschreiten der Erkrankung mit möglicher Todesfolge zu verringern. Außerdem werden sie auch bei Menschen mit hohem LDL-Cholesterin (Hypercholesterinämie) oder anderen Risikofaktoren für Atherosklerose eingesetzt. Dazu zählen zum Beispiel Bluthochdruck, Diabetes, eine chronische Nierenerkrankung und ein erhöhtes Lipoprotein(a).

Die Unterschiede zwischen einzelnen Statinen

Lovastatin war das erste klinisch eingesetzte Statin und wurde 1987 unter dem Namen Mevacor auf den Markt gebracht. Es ist ein natürlich vorkommendes Molekül, das aus dem Pilz Aspergillus terreus gewonnen wird. Seine Wirksamkeit ist im Vergleich zu modernen Statinen nur gering, daher wird es heute in der Regel nicht mehr klinisch eingesetzt, aber es war der Startpunkt einer medizinischen Revolution.

Simvastatin ist ein halbsynthetisches Derivat, also eine Art Ableitung, von Lovastatin, entwickelt durch eine kleine chemische Modifikation, die seine Wirksamkeit erhöht. Es wirkt bei gleicher Dosis etwa doppelt so stark wie Lovastatin und senkt LDL-Cholesterin typischerweise um 30 bis 40 Prozent. Lovastatin und Simvastatin werden in der Leber über das sogenannte CYP3A4-System abgebaut, eines der wichtigsten Enzymsysteme der Leber. Bei Patienten, die mehrere Medikamente einnehmen, sollte die höchste Dosis Simvastatin, die 80-mg-Tablette nur mit Vorsicht eingesetzt werden. Klinisch wurde Simvastatin lange Zeit sehr breit und erfolgreich eingesetzt, heute jedoch aufgrund des etwas höheren Interaktionsrisikos (also des negativen Zusammenspiels mit anderen Medikamenten), der kürzeren Halbwertszeit und etwas geringeren LDL-C-Senkung im Vergleich zu modernen Alternativen bei neuen Verschreibungen seltener verwendet. Menschen, die mit Simvastatin behandelt werden, können das Medikament jedoch bedenkenlos weiter nehmen.

Pravastatin unterscheidet sich deutlich von den anderen Statinen. Es ist hydrophil (wasserlöslich) und kein sogenanntes Prodrug. Prodrugs sind Wirkstoffe, die durch Stoffwechselprozesse erst dann in

15 HÄUFIGE IRRTÜMER

Über kaum ein anderes Medikament wird so viel diskutiert wie über Statine. Doch es gibt dabei viele Missverständnisse.

1 DIE STATINTHERAPIE IST EIN BLUFF DER PHARMAINDUSTRIE. Zahlreiche unabhängige Studien zeigen: Ein erhöhter LDL-Cholesterinwert fördert die Entstehung von Arteriosklerose (Arterienverkalkung) und erhöht damit das Risiko für Herzinfarkt und Schlaganfall. Statine senken das LDL-Cholesterin und bremsen so die Gefäßverkalkung. Heute sind Statine zudem sehr kostengünstig.

2 STATINE SIND ÜBERFLÜSSIG, VIELE MENSCHEN WERDEN AUCH OHNE ALT. Es stimmt, manche Menschen werden sehr alt, obwohl sie Risikofaktoren haben – doch das sind Ausnahmen. Einzelne Beispiele beweisen nichts über die allgemeine Wirksamkeit einer Therapie. So wie ein langjähriger Raucher, der alt wird, nicht beweist, dass Rauchen harmlos ist, widerlegt ein Einzelfall auch nicht den Nutzen von Statinen. Herz-Kreislauf-Erkrankungen sind vermeidbar, wenn Risikofaktoren rechtzeitig und konsequent behandelt werden.

3 EINE GESUNDE ERNÄHRUNG SENKT DAS LDL SO GUT WIE STATINE. Gesunde Ernährung, regelmäßige Bewegung und der Verzicht auf Rauchen sind die Basis für Herzgesundheit und bleiben unverzichtbar. Doch ihre positiven Effekte lassen sich kaum am LDL-C ablesen, welches häufig durch den Lebensstil nur wenig beeinflusst wird. Wenn zusätzlich Risikofaktoren wie Bluthochdruck, Diabetes oder Übergewicht vorliegen oder bereits Gefäßverengungen bestehen, reicht ein gesunder Lebensstil allein nicht aus. In solchen Fällen sind cholesterinsenkende Medikamente notwendig, um Gefäßschäden wirksam vorzubeugen.

4 STATINE HABEN VIELE NEBENWIRKUNGEN. Statine werden von den meisten Menschen gut vertragen. In seltenen Fällen können Muskelschmerzen auftreten, insbesondere bei hohen Dosen. Oft spielen dabei Erwartungen oder Ängste (Nocebo-Effekt) eine Rolle. Wichtig ist, Beschwerden ernst zu nehmen und gemeinsam mit der Ärztin oder dem Arzt nach Lösungen zu suchen.

5 STATINE FÖRDERN DIABETES. Statine können den Zuckerstoffwechsel leicht beeinflussen, vor allem bei Menschen mit Prädiabetes. Doch gerade diese Patienten profitieren am meisten vom Herzschutz der Statine – das Nutzen-Risiko-Verhältnis ist eindeutig positiv.

6 STATINE MACHEN VERWIRRT ODER BEEINTRÄCHTIGEN DAS DENKEN. Wissenschaftliche Studien zeigen keinen Zusammenhang zwischen Statinen und Gedächtnisstörungen. Im Gegenteil: Gesunde Gefäße schützen das Gehirn und können helfen, geistige Leistung bis ins Alter zu erhalten. Alle demenziellen Syndrome verlaufen ohne Gefäßverkalkungen besser.

7 STATINE SIND NUR BIS 70 SINNVOLL. Auch ältere Menschen profitieren deutlich von Statinen, besonders, wenn bereits Herz- oder Gefäßerkrankungen bestehen. Studien zeigen, dass Statine selbst über 75 hinaus das Risiko für Herzinfarkt und Schlaganfall senken.

8 STATINE MÜSSEN ABENDS EINGENOMMEN WERDEN. Das stimmt nur für ältere Statine wie Simvastatin, Pravastatin und Fluvastatin, die eine kurze Wirkdauer haben. Neuere Statine wie Atorvastatin und Rosuvastatin wirken über 24 Stunden und können zu jeder Tageszeit eingenommen werden – wichtig ist vor allem, sie regelmäßig zu nehmen.

9 BEI WIEDER NORMALEN CHOLESTERINWERTEN KANN DAS STATIN ABGESETZT WERDEN. Statine wirken nur, solange sie eingenommen werden. Wird die Behandlung beendet, steigt das LDL-Cholesterin meist wieder an. Eine Statintherapie ist daher langfristig vorteilhaft und notwendig, um den erreichten Schutz aufrechtzuerhalten.

10 NATÜRLICHE MITTEL WIE ROTER REIS SIND SICHERE ALTERNATIVEN. Roter Reis enthält denselben Wirkstoff wie Lovastatin. Aber: Bei Nahrungsergänzungsmitteln schwanken die Wirkstoffmengen stark und ihre Qualität wird nicht streng kontrolliert. „Natürlich" bedeutet nicht „sicher". Wer sich für eine Therapie entscheidet, sollte geprüfte Medikamente verwenden.

11 ICH SPÜRE NICHTS, ALSO BRAUCHE ICH KEIN STATIN. Erhöhtes LDL-Cholesterin verursacht keine Schmerzen. Es schädigt die Gefäße unbemerkt über Jahre. Statine wirken vorbeugend – sie schützen, bevor ein Herzinfarkt oder Schlaganfall entsteht.

12 STATINE HELFEN NUR MÄNNERN. Frühe Studien untersuchten überwiegend Männer, weshalb sich dieses Missverständnis hält. Heute weiß man: Frauen profitieren genauso – Statine senken das Risiko für Herzereignisse unabhängig vom Geschlecht.

13 STATINE SCHÄDIGEN DIE LEBER. In sehr seltenen Fällen können die Leberwerte leicht ansteigen, aber ernste Leberschäden sind extrem selten. Regelmäßige Kontrollen sorgen für Sicherheit, und bei auffälligen Werten kann die Therapie problemlos angepasst werden. Hohe Blutfette führen zu Fettleber, diese Personen profitieren von Statinen und die Leberwerte können sinken.

14 ICH NEHME SCHON ANDERE MEDIKAMENTE, STATINE WERDE ICH NICHT VERTRAGEN. Statine vertragen sich gut mit den allermeisten Medikamenten und sind sehr gut untersucht. Einige Statine werden über das Enzymsystem CYP3A4 abgebaut, was zu Wechselwirkungen führen kann. Doch es gibt Alternativen wie Pravastatin oder Rosuvastatin, die kaum betroffen sind. Für fast alle Patientinnen und Patienten findet sich eine gut verträgliche Option.

15 STATINE SIND NUR BEI SEHR HOHEN CHOLESTERINWERTEN NÖTIG. Wichtiger als der absolute LDL-Wert ist das Gesamtrisiko. Schon moderate Erhöhungen können gefährlich sein, wenn weitere Risikofaktoren bestehen. Statine sind dann ein entscheidender Baustein der Vorsorge.

ihre endgültige Form gelangen, wenn der Körper sie aufgenommen hat. Das hat beispielsweise Vorteile bei der Aufnahme und beim Geschmack eines Stoffs. Pravastatin hingegen wird in seiner aktiven Form eingenommen und benötigt keine enzymatische Umwandlung. Durch seine Wasserlöslichkeit dringt es weniger in Nichtlebergewebe ein und wirkt dadurch etwas selektiver in der Leber. Auch ist das Risiko für Wechselwirkungen geringer. In der Praxis ist Pravastatin allerdings deutlich schwächer wirksam und kommt daher selten zum Einsatz. Eine Option ist es vor allem für Menschen, die dauerhaft Medikamente einnehmen, die stark über Cytochrom-P450-Enzyme abgebaut werden. Das betrifft etwa Menschen mit HIV oder Patienten nach Organtransplantationen.

Fluvastatin war das erste vollsynthetische, also nicht aus einem natürlichen Vorläufer abgeleitete Statin. Es ist lipophil (fettlöslich), aber chemisch stabiler als die älteren Vertreter. Es wird hauptsächlich über CYP2C9 abgebaut, was das Interaktionsspektrum etwas verändert. Fluvastatin senkt LDL typischerweise um 20 bis 35 Prozent und liegt damit im unteren Bereich der Wirksamkeit. Es hat eine relativ kurze Halbwertszeit, wird aber in einer Retardform (zum Beispiel Fluvastatin XL), bei der die Wirkung verzögert einsetzt, einmal täglich eingenommen. Klinisch kommt es in ausgewählten Fällen für Patienten mit milden bis moderaten Cholesterinerhöhungen infrage, für die ein geringes Interaktionsrisiko wichtig ist.

Atorvastatin gehört zur zweiten Generation der Statine und markierte einen großen Fortschritt in Wirksamkeit und pharmakokinetischer Stabilität. Es ist vollsynthetisch, stark lipophil, und pharmakologisch so gestaltet, dass es mit einer Halbwertszeit von etwa 14 Stunden sehr lange in der Leber wirkt. Dadurch hemmt es die Cholesterinsynthese über einen langen Zeitraum und senkt LDL-Cholesterin sehr effizient (um 40 bis 60 Prozent). Atorvastatin wird über CYP3A4 verstoffwechselt, ist aber weniger anfällig für Arzneimittelinteraktionen als Simvastatin. Es ist klinisch sehr gut bewährt und nicht nur in Deutschland, sondern auch weltweit, eines der am häufigsten verschriebenen Medikamente überhaupt. Durch seine starke LDL-Reduktion und auch moderate Triglyceridsenkung wird es häufig bei Patienten mit hohem kardiovaskulärem Risiko eingesetzt.

Pitavastatin ist ein neueres synthetisches Statin aus Japan mit hoher Wirksamkeit und guter Verträglichkeit. Es ist lipophil und wird hauptsächlich über CYP2C9 abgebaut. Pitavastatin senkt LDL-Cholesterin ähnlich stark wie Atorvastatin. Aufgrund seiner stabilen Pharmakokinetik, also der langen Wirkdauer, eignet es sich auch für Patienten mit mehreren Begleitmedikamenten oder einem erhöhten Interaktionsrisiko. Allerdings ist Pitavastatin aktuell in Deutschland nur als Marken-Präparat verfügbar und daher deutlich teurer.

Rosuvastatin ist eines der neuesten und potentesten synthetischen Statine. Es ist hydrophil und weist eine hohe Affinität zur HMG-CoA-Reduktase auf, also eine sehr starke Enzymhemmung bei niedriger Dosis. LDL wird damit um bis zu 40 bis 65 Prozent gesenkt. Rosuvastatin ist kein Prodrug und wird nur zu einem geringen Teil über CYP2C9 (und kaum über CYP3A4) metabolisiert. Es hat eine lange Halbwertszeit von etwa 19 Stunden und eignet sich daher sehr gut für die einmal tägliche Einnahme. Diese Vorteile machen es neben Atorvastatin zu einem der am häufigsten verwendeten Statine.

Wie Statine abgebaut werden

Statine müssen, wie jeder Wirkstoff im Körper, wieder abgebaut werden. Dies geschieht über die Familie der Cytochrom P450-Enzyme, die generell für den Abbau vieler Medikamente verantwortlich sind. Am Beispiel von Simvastatin lässt sich seine Bedeutung gut erklären: Simvastatin wird in die Leber über CYP3A4 abgebaut. Wenn nun andere Substanzen gleichzeitig eingenommen werden, die dieses Enzym hemmen, etwa bestimmte Antibiotika (wie Clarithromycin), Antimykotika, HIV-Medikamente oder auch Grapefruitsaft, kann der Abbau von Simvastatin verlangsamt werden.

Dadurch steigt der Wirkstoffspiegel im Blut, was das Risiko für Nebenwirkungen, insbesondere für Muskelschmerzen oder Myopathien (Muskelerkrankungen), erhöht. Umgekehrt können CYP3A4-Induktoren (wie Rifampicin oder Johanniskraut) die Enzymaktivität steigern, wodurch Simvastatin schneller abgebaut und weniger wirksam wird. Das CYP3A4-System bestimmt also entscheidend, wie stark und wie sicher Simvastatin im Körper wirkt. Deshalb wird bei Patienten mit vielen Begleitmedikamenten oft auf Statine mit geringer CYP3A4-Abhängigkeit – wie Pravastatin oder Rosuvastatin – ausgewichen. Ältere, moderate Statine wie Simvastatin 20 Milligramm oder Pravastatin 20 Milligramm senken LDL-C im Mittel um 25 bis 35 Prozent, während potente Statine wie Atorvastatin 40 bis 80 Milligramm oder Rosuvastatin 20 bis 40 Milligramm Reduktionen von 50 bis 60 Prozent erreichen können. Die Wirkung unterscheidet sich zwischen verschiedenen Personen und lässt sich nicht ganz genau vorhersagen. Der häufigste Grund für eine Wirkung, die unter den Erwartungen liegt, ist eine unregelmäßige Einnahme – Statine können nur wirken, wenn sie regelmäßig eingenommen werden. Ein weiterer Grund sind unsere Gene. Wir sind genetisch prädisponiert, eher Cholesterin aus dem Darm aufzunehmen (Absorber) oder im Verhältnis mehr Cholesterin in der Leber herzustellen (Synthesizer). Bei den Absorbern wirken Statine etwas schwächer, diese Personen sprechen dafür stärker auf den Cholesterinaufnahmehemmer Ezetimib an (siehe Seite 111).

Höhere Dosierung, bessere Wirkung?

Man sollte nun annehmen, dass eine höhere Dosierung der Statine, zum Beispiel eine Verdoppelung der Dosis, auch zu einer doppelt so starken Cholesterinsenkung führt. Leider ist das selten der Fall. Dies liegt an einem wichtigen pharmakologischen „Gesetz" in der Statintherapie, der sogenannten Rule of Six: Jede Verdoppelung der Statindosis senkt das LDL-C im Mittel nur um zusätzlich etwa 6 Prozent. Statine sind sogenannte kompetitive Antagonisten – um doppelt so viel Substrat an der HMG-CoA-Reduktase zu verdrängen, ist mehr als doppelt so viel Wirkstoff nötig. Mit steigender Dosis wird die HMG-CoA-Reduktase zunehmend blockiert, aber die Rezeptorzahl und die LDL-Aufnahme können nicht unendlich gesteigert werden. Das bedeutet: Wenn man beispielsweise 20 Milligramm Atorvastatin einnimmt und das LDL um 40 Prozent gesenkt wurde, führt eine Verdoppelung auf 40 Milligramm im Durchschnitt nur zu einer zusätzlichen Senkung von etwa 6 Prozent, wir sind dann also bei rund 46 Prozent, nicht etwa bei 80 Prozent. Diese nicht lineare Beziehung zwischen Dosis und Wirkung erklärt, warum bei Patienten mit sehr hohem Cholesterin oft ein potenteres Statin und die Kombination mit anderen Wirkstoffen, insbesondere Ezetimib, sinnvoller ist, als einfach nur die Dosis eines weniger starken Statins zu erhöhen.

Wie gut sind Generika?

Die Wirkung der Generika-Präparate auf das LDL-C ist im Falle der Statine im Vergleich zu den Originalen absolut gleichwertig. Unterschiede kann es allerdings in der Zusammensetzung der sogenannten Hilfsstoffe der Tabletten geben. Dies ist in seltenen Fällen relevant, beispielsweise kann für Personen mit Laktoseintoleranz wichtig sein, ob eine Tablette als Füllstoff Laktose enthält. Diese Details kann man in der Packungsbeilage nachlesen oder sollte sie vorab mit dem Arzt oder in der Apotheke klären.

GÜNSTIGER ERSATZ: Ein Generikum ist ein Nachfolgepräparat eines Medikaments, dessen Patentschutz abgelaufen ist. Es enthält denselben Wirkstoff, in gleicher Dosierung und Wirksamkeit wie das Originalpräparat, wird aber unter anderem Namen und deutlich günstiger verkauft. Alle Statine (mit Ausnahme von Pitavastatin) sind so lange auf dem Markt, dass dieser Patentschutz abgelaufen ist und viele verschiedene Hersteller die Tabletten zu sehr niedrigen Preisen als sogenannte Generika produzieren.

Der große Vorteil der Generika für die Verbraucher ist, dass Statine über die Jahre immer preiswerter geworden sind. Zum Beispiel kostet eine Tablette Rosuvastatin als Generikum im Jahr 2025 um 0,17 Euro, während das Originalpräparat im Jahr 2009 noch um 1,60 Euro pro Tablette gekostet hat. Erfreulicherweise für unser Gesundheitssystem sind Statine inzwischen sehr kostengünstige Medikamente. Der Preis hat sich fast um den Faktor 10 über die Jahre reduziert. An diesem Beispiel wird anschaulich, dass auch für die neuen Lipidsenker, die meistens aktuell sehr teuer sind, über die Zeit deutliche Preissenkungen zu erwarten sind.

Wechselwirkungen

Wer viele Medikamente einnehmen muss, kennt das Problem: Wechselwirkungen zwischen den Präparaten müssen genau beachtet werden. So auch bei Statinen. Relevant ist hier besonders der beschriebene Abbauweg über das Cytochrom-P450-3A4 System. Zum

Beispiel kann die Kombination von Simvastatin mit den Calciumantagonisten Verapamil, Diltiazem, Amlodipin, dem Rhythmusmedikament Amiodaron, den Antibiotika Erythromycin und Clarithromycin oder Pampelmusen (in großen Mengen oder als Saft) das Risiko von Muskelbeschwerden erhöhen. Umgekehrt können Statine die Wirkung anderer Medikamente beeinflussen.

Wichtig zu wissen ist jedoch: Eine theoretisch mögliche Wechselwirkung bedeutet nicht automatisch, dass Medikamente nicht zusammen eingenommen werden dürfen. Gerade wenn Menschen viele verschiedene Tabletten benötigen, zeigen Computerprogramme, etwa in der Apotheke, sehr häufig mögliche Wechselwirkungen an. Solche Warnhinweise müssen ernst genommen werden, aber lassen Sie sich davon nicht verunsichern, sondern besprechen Sie Ihre Bedenken mit Ihrem Arzt oder Ihrer Ärztin. In den allermeisten Fällen besteht kein klinisches Problem. Zum Beispiel ist die Kombination von Amlodipin und Amiodaron mit Statinen in fast allen Fällen nicht nur möglich, sondern sinnvoll. In jedem Einzelfall sollte Ihr Arzt entscheiden, ob die Kombination notwendig ist oder eventuell eine Veränderung der Statindosis oder des Wirkstoffs sinnvoll ist.

Wenn der Muskel schmerzt

Weltweit nehmen Millionen von Patienten Statine und im Allgemeinen werden diese sehr gut vertragen. Gleichwohl kann es natürlich auch hier Nebenwirkungen geben. Am häufigsten wird dabei über Muskelschmerzen berichtet. Im Internet findet man so viele Klagen über Muskelschmerzen bei Statineinnahme, dass viele Patienten verunsichert sind. Nun kommen allerdings Beschwerden an Muskulatur und Skelett völlig unabhängig von Statinen ausgesprochen häufig vor, denn je älter und weniger gesund wir sind, desto anfälliger sind diese Teile unseres Körpers. Mir hat mal eine Patientin gesagt: „Ach, wissen Sie Herr Doktor, wenn Sie mal 70 sind und Sie morgens aufwachen und gar nichts tut weh – dann sind Sie tot." Möglicherweise sind die häufigen Rücken- und Kniebeschwerden im Alter ein Preis für das aufrechte Gehen des Homo sapiens. Das Problem ist auf jeden Fall, zu entscheiden, ob die Beschwerden durch die Statine bedingt sind oder eine andere Ursache haben. Hier muss der Arzt genau hinschauen.

WAS TUN BEI MUSKELSCHMERZEN?

Muskelschmerzen können bei Statinen eine Nebenwirkung sein. Doch viel öfter steckt etwas anderes dahinter. Ihr Arzt wird mit Ihnen auf die Suche gehen.

- Nehmen Sie Statine ein und es kommt zu Muskelschmerzen, gilt es, das gemeinsam mit Ihrem Arzt gut zu prüfen, um herauszufinden, ob wirklich das Medikament dahintersteckt oder vielleicht ein ganz anderer Grund. Bei diesen sogenannten statinassoziierten Muskelschmerzen (SAMS) hat sich ein mit Ärzten eng abgestimmtes Vorgehen bewährt, um andere Ursachen für die Beschwerden auszuschließen. Wichtig ist, dass Sie niemals die Medikamente eigenständig absetzen.

- Der erste Schritt ist immer das Gespräch mit Ihrem Arzt. Dafür sollte er sich ausreichend Zeit nehmen. Schildern Sie Ihre Muskelbeschwerden so genau wie möglich. Wann genau treten diese auf? Ist das bei Bewegung, in Ruhe usw.? Vielleicht haben Sie dazu auch bereits ein kleines Schmerzprotokoll angelegt?

- Vermutet Ihr Arzt, dass nicht das Medikament dahintersteckt, wird er die Statine probeweise für drei bis vier Wochen absetzen. Das ist ein vertretbarer Zeitraum. Bleiben die Beschwerden bestehen, können Sie davon ausgehen, dass die Symptome möglicherweise eine andere Ursache haben. Ihr Arzt wird dann ein anderes Vorgehen mit Ihnen besprechen, sodass Sie den Schmerzen auf den Grund gehen und geeignete Maßnahmen entwickeln können.

- Kommen die Beschwerden während dieser Pause zum Stillstand beziehungsweise beruhigen sich, geht es darum, einen neuen Umgang mit dem Statin zu finden. Ihr Arzt wird dabei mit einer sehr niedrigen Dosis beginnen und eventuell auch ein anderes Statin wählen. Anschließend ist es sinnvoll, die Dosis alle zwei bis vier Wochen zu erhöhen, bis die höchste verträgliche Dosis erreicht ist. Wichtig ist es, den LDL-C-Wert zu prüfen.

- Wird das LDL-C-Ziel nicht erreicht, wird Ihr Arzt die aktuell höchstverträgliche Statindosis mit einem weiteren Medikament kombinieren. Zur Auswahl stehen der Cholesterinresorptionshemmer Ezetimib, eine Kombination aus Ezetimib und dem Lipidsenker Bempedoinsäure oder ein PCSK9-Hemmer. Ihr Arzt wird Sie immer über die Vor- und Nachteile in Ihrem individuellen Fall aufklären. Bleiben Sie weiterhin mit Ihrem Arzt im Gespräch darüber, wie es Ihnen mit der neuen Medikation geht.

Tatsächlich ist die Frage der Muskelprobleme durch Statine in vielen großen Studien sehr gut untersucht. Im Mittel ist bei einer Behandlung von 10 000 Menschen mit einem wirksamen Statin über fünf Jahre bei fünf Menschen mit Muskelschmerzen und gleichzeitigem Anstieg des Enzyms Creatinkinase (CK, ein Laborwert, der Muskelschaden anzeigt) und bei einer Person mit einer sogenannten Rhabdomyolyse, einer sehr schweren und lebensbedrohlichen Muskelschädigung, zu rechnen. Eine Rhabdomyolyse lässt sich an sehr starken Muskelschmerzen, ausgeprägter Muskelschwäche, einem bräunlich gefärbten Urin sowie durch das Auftreten von Fieber, Unwohlsein und Erbrechen frühzeitig erkennen – ein Risiko also von 0,05 und 0,01 Prozent, und somit sehr überschaubar.

In Deutschland nehmen 7 bis 8 Millionen Menschen ein Statin ein. In manchen Untersuchungen berichten 5 bis 10 Prozent der Personen, die ein Statin einnehmen, über gelegentliche Beschwerden im Muskelbereich. Daher taucht das Thema sehr häufig auf. Allerdings zeigen eine Reihe von hochwertigen Studien, dass etwa 90 Prozent der berichteten muskulären Beschwerden nichts mit den Statinen zu tun haben, sondern eine andere Ursache haben. Bei 10 Prozent der Betroffenen lassen sich die Beschwerden allerdings reproduzieren und den Statinen zuordnen. Die Beschwerden sind dabei in den meisten Fällen mild. Statinassoziierte Muskelbeschwerden verschwinden nach Absetzen des Medikaments wieder. In den allermeisten Fällen ist die Creatinkinase im Blut nicht erhöht, was auch den Unterschied zu den oben genannten Prozentzahlen erklärt. Für diese Personen ist gut untersucht, dass durch Statine keine Schädigung am Muskel entsteht. Nach Absetzen verschwindet also der Anteil der Beschwerden, der durch Statine verursacht wurde, vollständig. Dies ist sehr wichtig: Beschwerden, die drei bis vier Wochen nach Absetzen des Statins weiterbestehen, sind nicht durch dieses verursacht, sondern haben eine andere Ursache.

Leider gibt es für die meisten Betroffenen keinen Laborwert und kein bildgebendes Verfahren wie CT oder anderes, mit dem man einfach feststellen kann, ob Muskelbeschwerden durch Statine verursacht werden. Ich nehme diese Beschwerden immer sehr ernst, denn eine regelmäßige Einnahme kann nicht funktionieren, wenn der Patient einer Tablette Schmerzen zuordnet. Mein Ziel ist es immer, mit dem Patienten eine lipidsenkende Therapie zu finden, die vollumfänglich zufriedenstellt. Daher kläre ich zusammen mit den Betroffenen immer, ob die Beschwerden durch Statine bedingt sind oder eine andere Ursache haben. Das ist wichtig, um dem Patienten dieses zentrale und hochwirksame Therapieprinzip nicht unbegründet vorzuenthalten. Dieser Weg kann Zeit und Geduld erfordern. Diese lohnt sich, da es sich um eine lebenslange Therapie handelt. Es hat sich bewährt, im Fall von Beschwerden, in verschiedenen Schritten zu klären, ob ein Zusammenhang besteht. Wie ein solcher Ablauf sein sollte, können Sie auf Seite 107 lesen. Nach meiner Erfahrung ist es mit Geduld und Kombinationstherapien praktisch immer möglich, über dieses Vorgehen das LDL-C ausreichend zu senken, ohne dass die Medikation Muskelbeschwerden verursacht.

Statine bei Diabetes, Lebererkrankungen und in der Schwangerschaft

Wenn bereits erhöhte Blutzuckerwerte vorliegen (aber noch kein Diabetes) und eine genetische Neigung besteht, können Statine zu einer minimalen Erhöhung des Blutzuckerspiegels führen. Hierdurch kann im Einzelfall der Grenzwert für den Langzeitzucker, das HbA1c, überschritten und die Labordiagnose „Diabetes" gestellt werden – das Statin ist hier allenfalls das „i-Tüpfelchen". Die verschiedenen Statine unterscheiden sich darin, wie stark sie den Blutzucker erhöhen. Ihr Arzt wählt daher ein zu Ihnen passendes Statin aus. Wichtig: Gerade die Patienten mit schlechten Blutzuckerwerten (dem sogenannten Prädiabetes) profitieren besonders von Statinen, weil auch der erhöhte Blutzucker schädlich für die Gefäße ist. Daher ist die minimale Erhöhung des Blutzuckerspiegels bei Personen mit Prädiabetes auf keinen Fall ein Grund, das Statin nicht einzunehmen. Im Gegenteil: Für fast alle Personen mit Diabetes wird die Einnahme eines Statins empfohlen.

Statine können in sehr seltenen Fällen zu einem Anstieg der Leberenzyme führen, was auf eine Beeinträchtigung der Leberfunktion hindeutet. In der Praxis entwickeln weniger als 1 Prozent der Patienten tatsächlich relevante Erhöhungen der Leberwerte. Eine Leberschädigung ist noch seltener. Routineüberprüfungen der Leberwerte sind nicht erforderlich, da das Risiko als zu gering eingeschätzt wird. Sie werden aber aus überwiegend historischen Gründen weiterhin durchgeführt, sodass eine mögliche Beeinträchtigung der Leberfunktion erkannt und die tatsächliche Ursache ermittelt werden könnte. In nicht wenigen Fällen ist nicht das Statin die Ursache.

Bei der Fettlebererkrankung, die mit erhöhten Leberwerten einhergehen kann, sind die hohen Blutfette die Ursache und die Statine sind sogar günstig!

STATINE BEI KINDERN: Bei Patienten mit Familiärer Hypercholesterinämie (FH, Prävalenzrate 1:250) können aufgrund ihrer hohen LDL-C-Werte unbehandelt eher vorzeitige kardiovaskuläre Komplikationen auftreten, die indes durch eine rechtzeitige LDL-C-Senkung verhindert werden können. Statine stellen nachweislich die Grundlage der medikamentösen Therapie bei FH dar und sind spätestens ab dem zehnten Lebensjahr getestet, gut verträglich, zugelassen und für Kinder mit FH empfohlen.

Nur wenige junge Frauen benötigen Lipidsenker. Daher sind Statine in der Schwangerschaft und der Stillzeit nicht getestet und – nur deshalb – nicht zugelassen. Experimentelle Studien, Register und Fall-Serien zeigen gleichwohl kein erhöhtes Risiko für Missbildungen beim Kind. Aus formaljuristischen Gründen muss jedoch bei Statinverschreibungen im gebärfähigen Alter über die Notwendigkeit einer Verhütung aufgeklärt werden. Statine sollten drei Monate vor geplanten Schwangerschaftsversuchen pausiert werden. Wichtig dabei ist ein Patientengespräch, welches die Substanzklasse nicht in ein negatives Licht rückt. Im Falle einer Schwangerschaft unter Statineinnahme sollte die Medikation pausiert werden. Der Wiederbeginn der lipidsenkenden Therapie erfolgt nach dem Abstillen. Für Frauen mit Familiärer Hypercholesterinämie ist es wichtig, dass die Zeit ohne lipidsenkende Behandlung möglichst kurz ist.

Statine bei hochbetagten Patienten

Statine reduzieren kardiovaskuläre Ereignisse und kardiovaskuläre Sterblichkeit auch bei Personen über 75 Jahre in gleicher Weise wie bei jüngeren Menschen. Dies gilt auch für die Effekte bei Neuverordnungen bei Personen, die älter als 80 sind. Das Absetzen von Statinen ist bei Personen im Alter von 75 Jahren ohne kardiovaskuläre Vorerkrankungen mit einer 33-prozentigen Risikoerhöhung assoziiert. Lipidsenker sind prognostisch wirksam, sie verhindern also das

Risiko für Herzinfarkte und Schlaganfälle. Allerdings haben sie keine direkte symptomatische Wirkung, verbessern also bei vorliegender Krankheit nicht automatisch die Lebensqualität. Die gemeinsame Abwägung für eine Statinverschreibung bei hochbetagten Patienten sollte sich daher an der Bedeutung der Prävention kardiovaskulärer Ereignisse für den individuellen Patienten orientieren. Steht dieses Therapieziel nicht im Vordergrund, etwa bei einer fortgeschrittenen Tumorerkrankung oder in einer palliativen Situation, sind Statine in der Regel nicht indiziert und man sollte auf die Gabe verzichten. Gleichzeitig aber profitiert etwa eine mobile, aktive 80-jährige Frau mit einem Herzinfarkt in der Vorgeschichte ganz besonders von einer Lipidsenkung.

Ezetimib und Co – wenn der Körper Varianten braucht

Wer Statine nicht gut verträgt, hat Alternativen, um trotzdem den bestmöglichen Effekt für eine Cholesterinsenkung zu erreichen.

Nicht immer werden hilfreiche Medikamente vom Patienten auch gut vertragen. Damit trotzdem geholfen werden kann, müssen in diesen Fällen Alternativen gefunden werden, die entweder in anderen Präparaten bestehen oder das eigentlich hilfreiche Mittel mit einem weiteren kombinieren, das besser vertragen wird. Bei Statinen kann es beispielsweise vorkommen, dass die vorgesehene Dosis für einige Patienten zu hoch ist und für Nebenwirkungen sorgt. In solchen Fällen sollte gemeinsam mit Ihrem behandelnden Arzt in Ruhe nach einer Lösung gesucht werden, die die gewünschten Effekte trotzdem hervorruft. Gleichzeitig sind auch Medikamente auf dem Markt, die man lange Zeit für gute Alternativen hielt, die aus verschiedenen Gründen jedoch heute nicht mehr eingesetzt werden sollten. Auch davon sollten Sie gehört haben, um eventuelle Vorschläge in diese Richtung besser beurteilen zu können.

Idealer Partner für Statine: Ezetimib

Eine gute und häufig eingesetzte Möglichkeit, die Wirkung eines Statins zu verstärken, ist die Kombination mit Ezetimib. Diese Variante führt auf jeden Fall zu einer stärkeren LDL-Cholesterinsenkung. Ezetimib reduziert nämlich die Aufnahme von Cholesterin aus dem Darm. Dabei hemmt es ein spezifisches Transportprotein für Cholesterin im Bürstensaum des Dünndarms, den Niemann-Pick-C1-like-1-(NPC1L1)-Transporter. Durch die Blockade von NPC1L1 gelangt deutlich weniger Cholesterin aus dem Darm ins Blut. Die Leber erhält somit weniger Cholesterinnachschub, was eine vermehrte Bildung von LDL-Rezeptoren auf den Leberzellen auslöst. Dadurch wird mehr LDL-Cholesterin aus dem Blut entfernt – ähnlich wie bei Statinen, aber über einen anderen Mechanismus. Hierin liegt ein therapeutischer Vorteil. Ezetimib wirkt ergänzend zu Statinen, weil es eine andere Stelle des Cholesterinstoffwechsels beeinflusst.

Ezetimib wurde 2002 zugelassen und markierte den Beginn einer neuen Generation cholesterinsenkender Wirkstoffe. Die große Endpunktstudie IMPROVE IT (über 18000 Hochrisikopatienten nach akutem Koronarsyndrom) zeigte, dass Ezetimib (10 Milligramm) plus Simvastatin (40 Milligramm) gegenüber Simvastatin allein nicht nur zu einer weiteren LDL-Senkung führte, sondern langfristig das Risiko für Herzinfarkt, Schlaganfall und kardiale Eingriffe reduzierte.

Ezetimib ist auch als Monotherapie, also ohne Statin, im Einsatz und führt dabei zu einer LDL-C-Senkung von etwa 15 bis 20 Prozent. Dieser Effekt ist vor allem für Patientinnen und Patienten wichtig, die ein Statin nicht vertragen oder es nicht einnehmen dürfen. Eine Steigerung der Dosis führt nicht zu einer wesentlich stärkeren Cholesterinsenkung, daher wird Ezetimib in der festen Dosis von 10 mg verwendet. Der große praktische Nutzen liegt in der Kombination mit einem Statin, dessen Wirkung deutlich verstärkt wird. Da beide Medikamente an unterschiedlichen Punkten des Cholesterinstoffwechsels ansetzen – Statine hemmen die körpereigene Cholesterinsynthese in der Leber, Ezetimib reduziert die Aufnahme von Cholesterin im Darm – ergänzen sich beide hervorragend.

Typischerweise senkt eine Kombination aus Ezetimib (10 Milligramm täglich) und einer mittelstarken Statintherapie (zum Beispiel Simvastatin 40 Milligramm oder Atorvastatin 20 Milligramm) das LDL-Cholesterin um 45 bis 65 Prozent, also rund 20 Prozent stärker als das Statin allein. Zahlreiche Kombinationstabletten aus Statinen mit Ezetimib liegen als Generikum vor, sodass die Kombinationstherapie ohne Erhöhung der Anzahl der Tabletten möglich ist, dies verbessert die Einnahmetreue der Patienten. Eine Kombinationstablette aus Statin und Ezetimib führt immer zu einer potenten LDL-C-Senkung. Wenn dies nicht der Fall ist, liegt es in der Regel an einer fehlenden Einnahme.

Nebenwirkungen unter Ezetimib sind sehr selten und traten in den Studien nicht häufiger als unter Placebo auf. Die Substanz bleibt überwiegend im Darm aktiv und zirkuliert selber nur in geringen Konzentrationen im Blut, ohne dass Magen-Darm-Beschwerden auftreten. Insgesamt gilt Ezetimib als eines der am besten verträglichen cholesterinsenkenden Medikamente. Derzeit gehen die aktuellen Empfehlungen zu einer frühen Kombinationstherapie. Statine bleiben indes erste Wahl aufgrund der breiteren Studienlage. Ezetimib war früher teuer, ist aber – wie die Statine – inzwischen als preiswerte Generika verfügbar. Die aktuellen Leitlinien von ESC und EAS empfehlen einen frühzeitigen Einsatz der Statin-Ezetimib-Kombination, zum Beispiel für alle Patienten mit einem Herzinfarkt, die noch keine lipidsenkende Behandlung erhalten hatten.

Die Alternative: Bempedoinsäure

Die Bempedoinsäure wurde in den 2000er-Jahren entwickelt. Ziel der Forschung war es, eine Substanz zu finden, die ähnlich wie ein Statin die Cholesterinsynthese in der Leber hemmt – aber ohne die typischen muskulären Nebenwirkungen, die bei manchen Patientinnen und Patienten unter Statinen auftreten können. Der entscheidende Unterschied zwischen Bempedoinsäure und Statinen liegt im Ansatzpunkt im Stoffwechsel und in der Aktivierung des Wirkstoffs. Bempedoinsäure ist ein Prodrug, also eine inaktive Vorstufe, die erst in der Leber durch das Enzym ACSVL1 (very-long-chain acyl-CoA synthetase-1) in ihre aktive Form, das Bempedoyl-CoA, umgewandelt wird. Dieses Enzym ist nicht in der Skelettmuskulatur vorhanden. Daher entfaltet der Wirkstoff seine Wirkung primär in der Leber und nicht im Muskel. Die aktive Form hemmt das Enzym ATP-Citrat-Lyase (ACL), dadurch wird die Bildung von Acetyl-CoA, einem Vorläufermolekül der Cholesterinsynthese, reduziert (siehe Seite 19). Es sinkt somit die Cholesterinkonzentration in den Leberzellen, was wiederum analog zum Wirkmechanismus der Statine die Hochregulation der LDL-Rezeptoren an der Zelloberfläche auslöst und mehr LDL-Cholesterin aus dem Blut entfernt.

Da Bempedoinsäure in den gleichen Stoffwechselweg wie die Statine eingreift, ist die LDL-C-senkende Wirkung geringer, wenn gleichzeitig mit Statinen behandelt wird, allerdings gibt es auch hier eine gute ergänzende Wirkung in Kombination mit Ezetimib. Auch für diese Kombination gibt es Kombinationstabletten. Als grobe Orientierung ist unter einer Monotherapie mit Bempedoinsäure eine LDL-Senkung um etwa 20 Prozent zu erwarten und in Kombination mit Ezetimib um 40 Prozent. Tatsächlich gehen die aktuellen Empfehlungen zu einer frühen Kombinationstherapie, ähnlich der Prinzipien bei Hypertonie (Bluthochdruck). Statine bleiben die erste Wahl aufgrund der breiteren Studienlage. Die CLEAR OUTCOME-Studie untersuchte Bempedoinsäure an über 13 900 Patientinnen und Patienten mit mittlerem oder hohem Risiko für Herz-Kreislauf-Erkrankungen und Statinintoleranz. Alle hatten erhöhte LDL-Cholesterinwerte, konnten aber keine oder nur sehr niedrige Dosen von Statinen vertragen. Bempedoinsäure senkte das LDL-Cholesterin um etwa 21 Prozent gegenüber Placebo und führte zu einer signifikanten Reduktion kardiovaskulärer Ereignisse (Herzinfarkt, Schlaganfall, Tod durch Herz-Kreislauf-Erkrankungen oder Bedarf an Revaskularisation, also der besseren Blutversorgung der Gefäße).

Bempedoinsäure interagiert nicht mit dem CYP3A4-System und zeigt daher kaum Wechselwirkungen mit anderen Medikamenten. Über die Hemmung eines Transporters in der Niere kann es bei einzelnen Patienten zu einer geringen Erhöhung der Harnsäurewerte kommen, die nach Absetzen vollständig rückläufig sind. Das kann in seltenen Fällen Gichtanfälle auslösen und macht die Substanz für Menschen mit Gicht in der Vorgeschichte nicht ideal. Schwere Nebenwirkungen traten in den Studien nicht häufiger als unter Placebo auf; lediglich Harnsäureanstiege und Gichtanfälle waren etwas häufiger. Insgesamt steht mit der Bempedoinsäure neben Statinen und Ezetimib eine dritte Tablette gegen hohes Cholesterin zur Verfügung, die kombiniert werden kann. Besonders wirksam ist die Substanz bei Patientinnen und Patienten, die Statine nicht vertragen oder nur in niedriger Dosis einnehmen können.

Nicht mehr empfohlen

Wie in allen Bereichen des Lebens, gibt es auch bei Medikamenten eine ständige Weiterentwicklung, die bisweilen auch lange Zeit gebräuchliche Mittel aussortiert. Medikamente wie Anionenaustauscherharze (Colesevelam, Colestyramin) und Fibrate (Bezafibrat, Fenofibrat) oder Nikotinsäure (Niacin) gelten mittlerweile wegen ihrer geringen Wirksamkeit auf das LDL-Cholesterin und der schwierigen Studienlage maximal noch als Reservemedikamente. Sie werden somit nur in Ausnahmefällen, wenn alle anderen Medikamente nicht wirken oder nicht vertragen werden, eingesetzt. Anionenaustauscherharze und Nikotinsäure sind zudem schlecht verträglich. Das wichtigste Argument gegen ihren Einsatz ist jedoch, dass für die Substanzen in großen Studien nicht überzeugend gezeigt werden konnte, dass ihre Einnahme zu einer Reduktion kardiovaskulärer Ereignisse führt.

Eine spannende Entdeckung: Die PCSK9-Hemmer

Manchmal braucht es bestimmte Umstände, um der Forschung zu Erkenntnissen zu verhelfen. Und dann hat man eine ganz neue Alternative.

Die Welt der medizinischen Forschung ist vielfältig, manchmal führen zufällige Beobachtungen zu entscheidenden Fortschritten. So ist die Entdeckung der PCSK9-Hemmer ein spannendes Beispiel dafür, wie klinische Beobachtungen bei einzelnen Familien den Weg zu einer völlig neuen Wirkstoffklasse eröffnen können. Anfang der 2000er-Jahre untersuchten Forschende um Catherine Boileau in Frankreich Familien mit Familiärer Hypercholesterinämie (FH, siehe

Seite 46). Zu ihrer Überraschung konnten sie bei manchen Betroffenen keine Mutation in den damals bekannten Genen (für den LDL-Rezeptor oder Apolipoprotein B) finden. Diese Beobachtung ließ sie nicht los. Und sie entdeckten im Jahr 2003 Mutationen an dem sogenannten PCSK9-Gen, welches bis dahin nicht mit dem Cholesterinstoffwechsel in Verbindung gebracht wurde. Sie beobachteten, dass die Mutationen in den Familien zu einer Hochregulation von PCSK9 und einem massiven Abbau der LDL-Rezeptoren in der Leber führten. Hierdurch blieb in diesen Fällen LDL-Cholesterin länger im Blut und verursachte die hohen Cholesterinwerte.

Wenige Jahre später kam der entscheidende Wendepunkt: Forschende in den USA fanden Menschen, die kein funktionierendes PCSK9-Gen (Loss-of-function-Mutationen) und daher kein PCSK9 im Blut haben. Diese Personen waren das genaue Gegenteil, sie zeigten außergewöhnlich niedrige LDL-Cholesterinwerte (teils unter 50 mg/dl) und ein deutlich geringeres Risiko für Herzinfarkt, ohne dass bei ihnen das fehlende PCSK9-Gen negative Effekte hatte. Diese genetischen Beobachtungen und die nachfolgende Aufklärung des molekularen Wirkmechanismus zeigten, dass zu viel PCSK9 zu Hypercholesterinämie führt, wenig dagegen zu niedrigem LDL und Herzschutz.

Daraufhin begann in der pharmazeutischen Industrie eine rasante Entwicklung von Antikörpern, die PCSK9 blockieren, sodass der LDL-Rezeptor länger aktiv bleibt und mehr LDL-Cholesterin aus dem Blut entfernt wird. Zwei Antikörper, Evolocumab und Alirocumab, waren letztlich erfolgreich. Beide Antikörper sind vollhuman, haben also keine fremden Eiweiße, gegen die im Menschen Antikörper gebildet werden. Sie werden von den Patienten selbst alle zwei oder vier Wochen unter die Haut gespritzt. Sehr schnell wurde das neue Wirkprinzip in großen internationalen Studien überprüft. Die Studien FOURIER und ODYSSEY OUTCOMES zeigten, dass die beiden PCSK9-Antikörper zusätzlich zu einer Statintherapie eine weitere LDL-Senkung um bis zu 60 Prozent vermitteln, anhaltend wirksam, sicher und sehr gut verträglich sind, und vor allem, dass sich dadurch Herzinfarkte und Schlaganfälle signifikant verringern lassen. Im Jahr 2015, und damit nur zwölf Jahre nach der ersten klinischen Beobachtung, wurden Evolocumab und Alirocumab in Europa eingeführt.

Die Antikörper werden nicht über die Leber oder die Niere verstoffwechselt, sondern im Körper – ähnlich wie körpereigene Proteine – durch Proteolyse, also den Abbau in kleinere Aminosäuren,

FUNKTIONSWEISE DER PCSK9-HEMMER

Das Eiweiß PCSK9 reguliert den Rezeptor für LDL-Cholesterin. Seine Hemmung führt zu einer starken zusätzlichen Cholesterinsenkung.

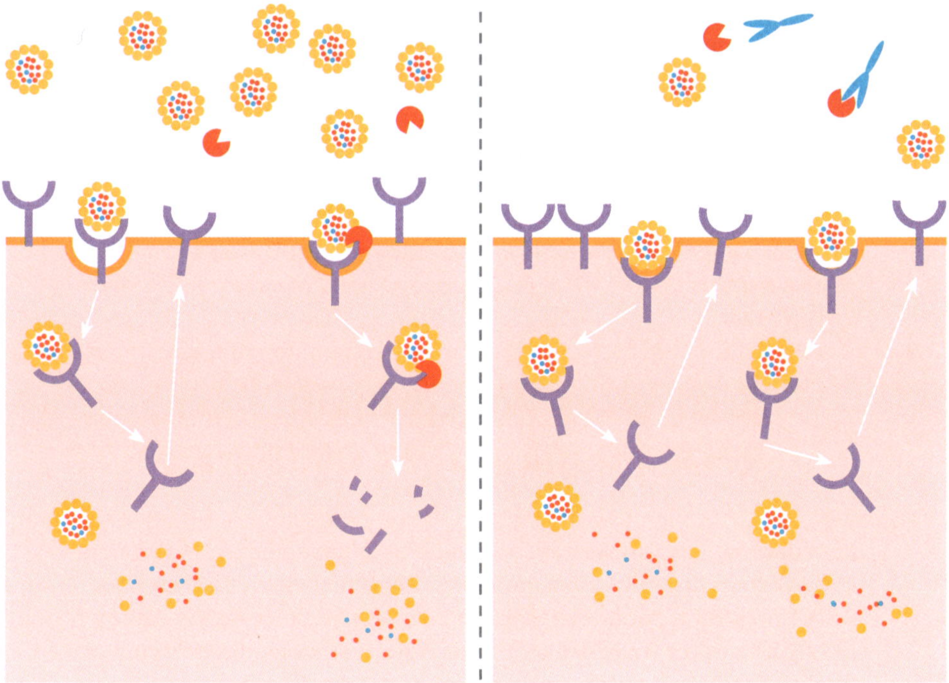

LDL-Rezeptoren transportieren LDL-Cholesterin aus dem Blut in die Leberzellen, wo es abgebaut wird. Die meisten Rezeptoren werden recycelt. PCSK9 ist ein Eiweiß, das den Abbau von LDL-Rezeptoren in der Leber fördert. Das heißt: Mehr PCSK9 bedeutet weniger LDL-Rezeptoren und mehr LDL-Cholesterin im Blut.

Wenn PCSK9 durch Medikamente gehemmt wird, wird der Abbau von LDL-Rezeptoren vermindert, es bleiben mehr LDL-Rezeptoren erhalten, und die Leber kann mehr LDL-Cholesterin aus dem Blut aufnehmen. Dies führt zu einer starken Senkung des LDL-Cholesterinspiegels im Blut.

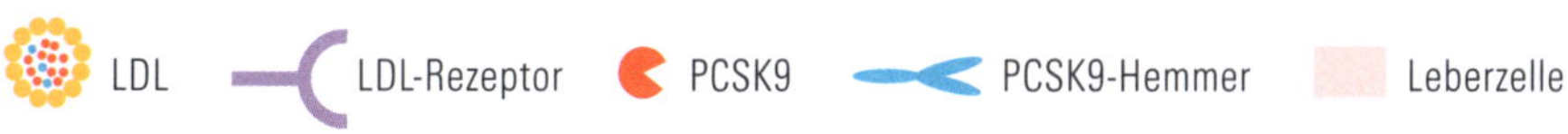

zerlegt. Diese werden anschließend wiederverwendet oder ausgeschieden. Dadurch entstehen keine Wechselwirkungen mit anderen Medikamenten, insbesondere keine über das CYP-Enzymsystem. PCSK9-Antikörper sind daher sehr gut verträglich und kombinierbar. Die seltenen Nebenwirkungen betreffen Reaktionen an der Injektionsstelle (Rötung, Juckreiz, Schmerzen, kleine Schwellungen) und selten grippeähnliche Beschwerden in den Tagen nach der Injektion. Langzeitstudien wie FOURIER OLE und ODYSSEY OUTCOMES zeigen, dass auch LDL-Werte unter 25 mg/dl problemlos, wirksam und sicher sind.

Die PCSK9-Antikörper sind das Ergebnis einer Kette aus klinischer Beobachtung, genetischer und molekularer Forschung, gezielter Medikamentenentwicklung und klinischer Prüfung. Sie haben die Cholesterintherapie grundlegend erweitert, vor allem für Patienten, die mit Statinen, Ezetimib und Bempedoinsäure ihr Ziel nicht erreichen. Aktuell ist ihr breiter Einsatz nicht nur in Deutschland, sondern auf der ganzen Welt, durch den hohen Preis limitiert, die Krankenkassen erstatten die Kosten nur für ausgewählte Patienten. Es ist zu hoffen, dass sich die Verfügbarkeit mit sinkenden Preisen verbessert.

Ein neues Wirkprinzip – das RNA-Medikament Inclisiran

Last but not least: Inclisiran – ein auf einem ganz anderen Prinzip beruhender cholesterinsenkender Wirkstoff. Es ist ein Vertreter der RNA-Wirkstoffe, deren Entdeckung den Beginn einer neuen Ära in der Lipidtherapie markiert, in der nicht mehr Enzyme oder Proteine direkt blockiert werden, sondern deren Bildung auf Ebene der RNA reguliert wird. Unsere RNA (Ribonukleinsäure) ist ein einzelsträngiges Molekül, das eine zentrale Rolle bei der Umsetzung genetischer Informationen spielt. Sie ist sozusagen die Arbeitskopie der DNA. Während die DNA im Zellkern die Erbinformation speichert, dient die RNA als Botenmolekül (mRNA), das die Bauanleitung für Proteine zu den Ribosomen bringt – also dorthin, wo die Eiweiße tatsächlich hergestellt werden.

Es ist attraktiv, eine mRNA therapeutisch zu hemmen, weil sie die spezifische Zwischenstufe zwischen unseren Genen und den

Proteinen ist. Wenn man die mRNA blockiert, wird das dazugehörige Protein gar nicht erst gebildet – man kann also gezielt und früh im Prozess eingreifen, ohne das Erbgut selbst zu verändern. In den letzten Jahren haben biotechnologische Revolutionen stattgefunden, deren Ergebnisse es ermöglichen, gezielt die Bildung von krankheitsfördernden Proteinen zu verringern.

Im Fall von Inclisiran richtet sich die sogenannte siRNA (das sind kleine RNA-Moleküle) gegen die mRNA des PCSK9-Gens in der Leber. Dadurch wird die Produktion des PCSK9-Proteins gehemmt, das normalerweise den Abbau der LDL-Rezeptoren fördert. Ein besonderer „Trick" dabei ist die Kopplung der therapeutischen siRNA mit einem kleinen Zucker, GalNAc. Dieser wirkt wie ein „Adressetikett" auf einem Brief. GalNAc wird von speziellen Rezeptoren auf der Oberfläche von Leberzellen erkannt und gezielt in die Leberzellen aufgenommen. So gelangt der Wirkstoff direkt dorthin, wo das meiste PCSK9-Protein produziert wird – präzise, effizient und mit wenig oder keiner Wirkung auf andere Organe.

Inclisiran wird als subkutane Injektion verabreicht, die nach einer Anfangsdosis und einer Wiederholung nach drei Monaten anschließend alle sechs Monate unter die Haut gespritzt wird. Nur zwei Injektionen im Jahr also statt täglicher Tabletteneinnahme. Die lange Wirkdauer beruht darauf, dass die siRNA-Moleküle in den Leberzellen sehr stabil sind und dort über Monate hinweg die PCSK9-Produktion unterdrücken.

In den klinischen Studien des ORION-Programms senkte Inclisiran das LDL-Cholesterin im Durchschnitt um etwa 50 Prozent gegenüber Placebo. Erste Langzeitdaten zeigen, dass diese LDL-Senkung stabil über mehrere Jahre anhält. Die Ergebnisse großer Endpunktstudien, die den Einfluss auf Herzinfarkt- und Schlaganfallraten direkt untersuchen (zum Beispiel ORION-4), liegen jedoch noch nicht vor. Diese wichtigen Studien laufen derzeit noch und müssen für eine endgültige Bewertung abgewartet werden.

Nebenwirkungen von Inclisiran sind insgesamt selten und meist mild. Am häufigsten treten lokale Reaktionen an der Injektionsstelle auf. Systemische Nebenwirkungen wie Muskelschmerzen, Leberwertveränderungen oder grippeähnliche Symptome sind nicht häufiger als unter Placebo. Da Inclisiran nicht über die Leberenzym-Systeme (CYP) verstoffwechselt wird, sind Wechselwirkungen mit anderen Medikamenten nicht relevant.

In der klinischen Anwendung wird Inclisiran vor allem bei Patienten mit unzureichender LDL-Senkung trotz maximal tolerierter oraler

Therapie eingesetzt. Zusammengefasst ist Inclisiran der erste Vertreter einer neuen Generation von RNA-basierten Lipidsenkern, der die PCSK9-Synthese gezielt und lang anhaltend hemmt, das LDL-Cholesterin um etwa 50 Prozent senkt, dabei gut verträglich ist und die Behandlung durch seine halbjährliche Gabe vereinfacht. Die Ergebnisse der laufenden Endpunktstudien werden in den nächsten Jahren erwartet.

Warum bekommen nicht alle Patienten einen PCSK9-Hemmer?

Als aufmerksamer Leser stellen Sie sich jetzt vielleicht die Frage, warum nicht alle Patienten mit hohem LDL-Cholesterin einen dieser sehr wirksamen und sehr gut verträglichen PCSK9-Hemmer erhalten? Ein Grund liegt in der überwältigend positiven Datenlage zu den Statinen, für die in dutzenden von riesengroßen Studien und über Jahrzehnte erstens die Reduktion von Herzinfarkten, Schlaganfällen und Tod und zweitens die Langzeitsicherheit bewiesen wurden – wie kaum für eine andere Medikamentenklasse der modernen Medizin. Diese Sicherheitsdaten sind in der Medizin insgesamt und auch im Bereich der Lipidtherapie keine Selbstverständlichkeit. So eine Datengrundlage kann für neuere Medikamente noch nicht vorliegen. Man braucht also gute Argumente, bei hohem Cholesterin kein Statin einzusetzen.

NOCH MEHR FORSCHUNG NÖTIG: Die PCSK9-Hemmer sind bisher nur „zusätzlich" zu Statinen getestet worden. Daher gibt es noch keinen formalen Beweis, dass sie auch allein Herzinfarkte reduzieren, auch wenn dies aufgrund der LDL-Cholesterin-Senkung zu erwarten ist.

Der mit Abstand wichtigste Grund für den beschränkten Einsatz ist jedoch der Preis. Aktuell sind Evolocumab, Alirocumab und Inclisiran ungefähr 100 Mal teurer als Statine. Genauere Angaben sind schwierig, da sich die Preise ständig verändern und zum Teil geheime Rabattverträge bestehen. Daher haben die Gesundheitssysteme auf der ganzen Welt Regeln aufgestellt, um ihren Einsatz zu kontrollieren. Es gibt aber gute Nachrichten: Erstens bezahlen unsere Krankenkassen die PCSK9-Hemmer für Patienten mit sehr hohem Risiko, wenn dokumentiert wurde, dass eine ausreichende Cholesterinsenkung mit Tabletten nicht möglich ist. Zweitens sinken die Preise über die Zeit und der Ablauf von Patenten steht in den nächsten Jahren bevor. Und drittens ist eine Reihe von neuen Wirkstoffen zur PCSK9-Senkung in der klinischen Entwicklung. Hierzu gehören unter anderem zwei unterschiedliche Tabletten zur PCSK9-Senkung mit vielversprechenden Daten aus frühen Studien, die jetzt schon in der letzten Stufe der klinischen Prüfung sind. Diese Wirkstoffe haben das Potenzial, über die Zeit die Preise und die Verschreibungsmöglichkeiten zu verändern.

In den Startblöcken: Aus der aktuellen Forschung

Trotz der guten Ausgangslage wird weiterhin erforscht, wie noch effektiver gegen zu hohe Cholesterinwerte vorgegangen werden kann.

In spannenden Projekten suchen Forschende auf der ganzen Welt nach neuen Medikamenten gegen erhöhtes Cholesterin und andere schädliche Blutfette. Doch warum macht man sich weiter auf die Suche, wo doch bereits hochgradig wirksame Therapien und Wirkstoffe vorliegen? Bei vielen Patienten mit hohem Risiko sind die LDL-C-Werte nicht gut gesenkt, es gibt also Bedarf für bessere Wirkstoffe und Strategien. Leider sind die PCSK9-Antikörper und die PCSK9 siRNA sehr teuer, sodass diese auf der ganzen Welt nur für relativ wenige Patienten von den Gesundheitssystemen bezahlt werden. Darüber hinaus werden derzeit Medikamente entwickelt, die spezifischer für die individuellen Begleiterkrankungen und die Besonderheit der Lipide eingesetzt werden können.

Woran intensiv gearbeitet wird

Neue Zielstrukturen im Cholesterinstoffwechsel: Ein neuer Weg zur Senkung von LDL-C ist die Hemmung des CETP-Enzyms (Cholesteryl-Ester-Transfer-Protein). Das Molekül Obicetrapib senkt LDL-C und andere atherogene Lipoproteine um rund 30 Prozent und steigert das HDL-Cholesterin. Auch Lipoprotein(a) wird reduziert. Eine große Outcome-Studie (PREVAIL) läuft, um zu klären, ob die Lipidänderungen auch zu weniger Herzereignissen führen.

Neue PCSK9-Hemmer: Ein großer Forschungsschwerpunkt sind neue Wege, das Protein PCSK9 zu blockieren. Eine Entwicklung ist ein an Albumin gebundenes kleines Bindungsprotein, das Lerodalcibep. Besonders interessant werden könnten die neuen oralen PCSK9-Hemmer, also Tabletten gegen PCSK9. Beispiele sind das makrozyklische Peptid Enlicitide (MK-0616) und das kleine Molekül Laroprovstat (AZD0780). In ersten Studien haben diese Präparate LDL-Senkungen in einer Größenordnung von 50 bis 60 Prozent gezeigt und waren gut verträglich. Große Endpunktstudien laufen derzeit, um die Wirkung auf Herzinfarkte und Schlaganfälle zu prüfen. Die Aussicht auf sehr wirksame Tabletten, die aus einem oralen PCSK9-Hemmer in Kombination mit einem Statin bestehen, macht diese Forschung besonders spannend.

Gentherapie: Noch innovativere Ansätze zielen direkt auf das Gen, das PCSK9 produziert. Hier gibt es zwei große Ideen: erstens geneditierende/„base-editor"-Verfahren, die gezielt eine inaktivierende Veränderung in der PCSK9-DNA erzeugen (einmalige oder sehr seltene Behandlung mit Lipidnanopartikeln), und zweitens sogenannte epigenetische Editoren, die durch Angriff an DNA-regulierenden Proteinen das PCSK9-Gen vorübergehend oder dauerhaft „abdrehen", ohne die DNA-Sequenz zu verändern. In experimentellen Systemen ist dieser Mechanismus sogar spezifisch rückgängig zu machen. Frühe Forschungsergebnisse an Affen, deren Lipidstoffwechsel sich kaum von uns Menschen unterscheidet, und erste Studien an Menschen zeigen lang anhaltende LDL-Senkungen (oft um etwa 50 Prozent oder gar mehr). Manche frühen Studien hatten Probleme mit Nebenwirkungen, die auf die verwendeten Träger (Nanopartikel) zurückgeführt wurden, verbesserte „Verpackungen" sollen das Risiko verringern. Eine entscheidende unbeantwortete Frage ist die Sicherheit einer Gentherapie gegen eine Volkskrankheit, von der sehr viele

Menschen über sehr lange Zeiträume betroffen sind. Daher müssen auch sehr seltene Nebenwirkungen ausgeschlossen sein, was keine einfache Aufgabe darstellt. Das Ziel dieser Forschung ist eine einmalige Modifikation der DNA oder deren Regulation in den Leberzellen mit der Vision einer „Heilung" des Stoffwechsels. Das würde die bisher notwendige lebenslange medikamentöse Therapie überflüssig machen und stellt somit das vielleicht interessanteste Ziel der aktuellen Forschung dar. Allerdings sind für diese Prinzipien noch sehr viele Studien erforderlich, bevor die Anwendung einer Gentherapie gegen hohes Cholesterin für Menschen beurteilt werden kann.

Neue Medikamente zur Senkung von Lipoprotein(a): Ein weiteres neues Feld ist die gezielte Reduktion von Lipoprotein(a). Lp(a) ist ein genetisch bestimmter Risikofaktor, den die bisher zur Verfügung stehenden Therapien kaum beeinflussen können (siehe Seite 28). Hier könnte das Prinzip der RNA-Therapien den Durchbruch bringen. Verschiedene RNA-basierte Wirkstoffe (Antisense-Oligonukleotide oder siRNA) wie Pelacarsen, Lepodisiran, Olpasiran und Zerlasiran erreichen sehr potente, dosisabhängige Senkungen von Lp(a) in Größenordnungen von 80 bis 95 Prozent. Einen ganz anderen Wirkmechanismus testet die Substanz Muvalaplin. Es handelt sich um eine Tablette, welche gezielt die Bildung von Lp(a)-Partikeln hemmt. Muvalaplin blockiert die Interaktion zwischen Apo(a), dem „Schwanz" und ApoB100, der Grundstruktur, sodass die Lp(a)-Partikelformation verhindert wird. Große Phase-3-Outcome-Studien (zum Beispiel Lp(a)-HORIZON für Pelacarsen) untersuchen derzeit, ob diese Lp(a)-Senker auch tatsächlich Herzinfarkte und Schlaganfälle verhindern. Die endgültigen Ergebnisse werden für die nächsten Jahre erwartet und müssen abgewartet werden, bevor belastbare Empfehlungen gegeben werden können.

Neue Medikamente zur Senkung von Triglyceriden: Ein weiteres therapeutisches Problem ist die medikamentöse Behandlung hoher Triglyceride. Spannende Forschungsthemen sind neue Inhibitoren von zwei Schlüssel-Regulatoren des Triglyceridstoffwechsels, dem ANGPTL3-und ApoC-III. Auch hier kommt das neue Therapieprinzip der RNA-Hemmer zur Erprobung. ANGPTL3-Inhibitoren wie SHR-1918, Zodasiran oder Solbinsiran reduzieren vor allem Triglyceride deutlich (oft mehr als 50 Prozent) und senken zusätzlich LDL und ApoB. Sie könnten eine wichtige Therapie für Personen darstellen, bei denen neben LDL auch erhöhte triglyceridreiche Lipoproteine das Risiko erhöhen. Erste Daten zeigen hier starke Effekte und akzeptable Sicherheit. In ähnlicher Weise zielen neue Therapien gegen ApoC-III (zum Beispiel Plozasiran, Olezarsen) darauf ab, die Clearance triglyceridreicher Partikel zu verbessern. In frühen Studien sah man große Triglycerid-Senkungen (oft 50 bis 80 Prozent) und bislang eine gute Verträglichkeit. Diese Medikamente könnten in der Zukunft helfen, das Risiko für akute Pankreatitis und kardiovaskuläre Ereignisse bei Patienten mit sehr hohen Triglyceriden zu reduzieren.

Die neuen Möglichkeiten der RNA-Therapie erlauben es, Stoffwechselwege therapeutisch zu beeinflussen, welche den klassischen Tabletten bisher nicht zugänglich sind. Was Nebenwirkungen und Einsatzgebiete angeht, gilt bislang: Die meisten neuen RNA-basierten und Antikörpertherapien sind gut verträglich, lokale Reaktionen an der Injektionsstelle, gelegentliche grippeähnliche Symptome oder leichte Laborveränderungen werden am häufigsten berichtet. Klinisch sind die neuen Mittel vor allem für Patienten interessant, die mit den aktuellen Lipidsenkern ihr LDL-C-Ziel nicht erreichen, für Menschen mit genetischen Formen der Hypercholesterinämie, für Patienten mit hohem Lp(a) oder für solche mit ausgeprägter Hypertriglyceridämie. Viele der im Text erwähnten Substanzen werden derzeit in großen Ergebnisstudien getestet, um nachzuweisen, dass die Lipidsenkung auch wirklich zu weniger Herzinfarkten, Schlaganfällen und Todesfällen führt.

Kurz gesagt: Die Palette der Lipidsenker erweitert sich schnell – mit neuen Injektionen, ersten oralen PCSK9-Hemmern, RNA-Therapien gegen Lp(a) und ANGPTL3 sowie sogar gen-/epigenetischen Behandlungen. Viele Ansätze versprechen starke und langlebige Senkungen atherogener, also Atherosklerose verursachender Lipide. Entscheidend werden jedoch die langfristigen Sicherheitsdaten und Outcome-Studien sein, bevor diese Methoden für eine klinische Anwendung beurteilt werden können. Wann es so weit ist, kann sehr unterschiedlich sein, wir sprechen hier von Zeiträumen von einem bis zu zehn Jahren.

IHR PROGRAMM FÜR GESUNDE GEFÄSSE

Medikamente sind die eine Sache, Ihr Lebensstil eine andere – und zwar eine andere sehr wichtige, wenn wir von erhöhten Cholesterinwerten sprechen. Vor allem zwei Dinge bringen Sie entscheidend voran: Bewegung und ein Rauchstopp.

Bewegung: Medizin für Ihre Gefäße

Im Alltag fesselt uns oft viel Bildschirmarbeit an den Schreibtisch. Für Ihren Cholesterinspiegel ist es aber wichtig, Bewegung einzubauen.

Wieder ein langer Tag am Computer, die einzigen Bewegungselemente sind der Gang zur Kaffeemaschine und zur Toilette. Kommt Ihnen das bekannt vor? Leider sieht der Alltag vieler Menschen so oder ähnlich aus und wird eher sitzend zugebracht, nicht selten verbunden mit erheblichem Stress. Eigentlich sind wir Menschen jedoch „Bewegungstiere". In der Evolution war Bewegung der Motor unserer Entwicklung – physiologisch, anatomisch und kognitiv. Bewegung hält die Systeme aktiv, die uns einst das Überleben sicherten und deren Inaktivität heute viele chronische Krankheiten entstehen lässt. Damit ist körperliche Aktivität die natürlichste Form der Prävention, weil sie unsere Biologie in ihren ursprünglichen, gesunden Funktionszustand zurückversetzt. Heute ist Bewegung fast schon ein Luxus, den wir uns gezielt gönnen (oder zu dem wir uns zwingen), doch in der Evolution des Menschen war sie keine Freizeitaktivität, sondern schlicht überlebensnotwendig. Unsere Vorfahren mussten täglich laufen, klettern, tragen und jagen, um Nahrung zu finden und Gefahren zu entkommen. Der menschliche Körper entwickelte sich genau für dieses aktive Leben: lange Beine, aufrechter Gang, effiziente Thermoregulation und ein leistungsfähiges Herz-Kreislauf-System entstanden, um Ausdauer und Beweglichkeit zu sichern. Wir sind als Homo sapiens für Bewegung gebaut. Sie hält Herz, Gefäße und Gehirn in dem Zustand, für den sie evolutionär geschaffen wurden. Aber unser moderner Lebensstil ohne Bewegung führt dazu, dass wir im Widerspruch zu unserer Biologie leben.

Eigentlich wissen wir schon lange, dass Bewegung als „Medizin" funktioniert. Bereits in der Antike wussten Ärzte wie Hippokrates und später Galen, dass körperliche Aktivität die Gesundheit stärkt.

Sie sahen, dass Menschen, die sich regelmäßig bewegten, seltener krank wurden und sich schneller erholten. Konkrete Kenntnisse über die Gefäße gab es damals aber noch nicht. Im 20. Jahrhundert zeigten dann erstmals große Beobachtungsstudien, dass Bewegung die Herzgesundheit schützt. Besonders berühmt ist die London-Bus-Studie aus dem Jahr 1953. Der Epidemiologe Jeremy Morris fand heraus, dass Busfahrer (viel sitzen) deutlich häufiger Herzinfarkte bekamen als Schaffner (viel Treppen steigen in den für England typischen Doppeldeckern). Ähnliche Ergebnisse folgten bei Postboten, Büroangestellten und später in großen Bevölkerungsstudien weltweit (Beispiele: Framingham-Studie, UK-Biobank). In allen großen Beobachtungsstudien ist mehr Bewegung mit positiven Gesundheitseffekten verbunden.

Macht Sport gesund oder machen Gesunde Sport?

Alle sind sich einig, dass Bewegung gut ist, doch die Frage nach Ursache und Wirkung bleibt: Macht Bewegung Menschen tatsächlich gesund oder können sich gesunde Menschen einfach häufiger bewegen? Die Frage ist nicht, ob Bewegung positive Effekte hat, das ist unstrittig. Die Frage ist, in welchem Ausmaß man aus der Assoziation von Lebensstilfaktoren mit Gesundheit auf eine Kausalität und konkrete Empfehlungen zum Verhalten schließen kann. Eine Assoziation bedeutet, dass zwei Dinge gemeinsam auftreten oder statistisch zusammenhängen, ohne dass das eine unbedingt das andere verursacht. Kausalität hingegen beschreibt eine echte Ursache-Wirkung-Beziehung, bei der ein Ereignis direkt zu einem anderen führt. Nur weil zwei Dinge gleichzeitig passieren – etwa mehr Eis essen und mehr Sonnenbrände im Sommer –, heißt das also nicht, dass das eine die Ursache des anderen ist. Kausalität liegt nur dann vor, wenn klar nachweisbar ist, dass A tatsächlich B hervorruft.

Studien zeigen, dass sich aktive Menschen oft auch positiv in anderen, unter anderem gesundheitsrelevanten Dingen unterscheiden: Sie ernähren sich gesünder, sind seltener übergewichtig, haben ein höheres Einkommen, bessere Bildung und rauchen weniger. Sie zeigen sogar, dass Menschen mit Abitur häufiger mit dem Fahrrad fahren. Ein anderes Beispiel: Den mit Abstand wichtigsten Faktor für körperliche Aktivität im Kindesalter stellt das Einkommen der Eltern dar. Eine große aktuelle Studie aus Kopenhagen hat kürzlich für Diskussionen gesorgt: Die Forschenden haben gezeigt, dass Sport in der Freizeit mit geringerer Sterblichkeit verbunden ist, aber Bewegung bei der Arbeit überraschenderweise – genau im Gegenteil – mit höherer Sterblichkeit assoziiert war. Eine Erklärung hierfür könnte sein, dass Menschen mit sehr intensiver körperlicher Belastung bei der Arbeit häufig ein deutlich niedrigeres Einkommen, eine soziale Benachteiligung und ungesunde Verhaltensmuster (insbesondere Rauchen) haben. Um herauszufinden, in welchem Ausmaß eine Maßnahme wie Bewegung tatsächlich ursächlich vor gesundheitlichen Problemen schützt, benötigen wir randomisierte Interventionsstudien, also solche, bei denen die Teilnehmer nach dem Zufallsprinzip den Kontrollgruppen zugeteilt werden und somit sehr unterschiedlich in Alter, Herkunft und anderen Dingen sind.

ES GEHT UM DAS STUDIENDESIGN: Von einer Interventionsstudie spricht man, wenn sich diese auf eine bestimmte Maßnahme (Intervention) im Hinblick auf die Studienteilnehmer bezieht. Die Forscher können dabei immer wieder intervenieren, also die Art der Maßnahme verändern, um die Ergebnisse zu interpretieren. Im Gegensatz dazu wird bei einer reinen Beobachtungsstudie nicht von außen eingegriffen.

In unserem Fall hieße das: Personen, die vorher wenig aktiv waren, müssen nach dem Zufallsprinzip zu regelmäßigem Training angeleitet und mit Kontrollgruppen verglichen werden. Solche Studien, das weiß ich aus eigener langjähriger Erfahrung, sind sehr arbeitsintensiv und mit vielen Schwierigkeiten, wie etwa der Rekrutierung der Studienteilnehmer oder auch der Durchführung angeleiteter Trainingsprogramme über einen langen Zeitraum, verbunden. Insbesondere ist es fast unmöglich, randomisierte Trainingsstudien über viele Jahre durchzuführen. Das wäre aber erforderlich, um zu sehen, in welcher Weise Bewegung klinische Ereignisse wie etwa Herzinfarkte beeinflusst. Doch gibt es immerhin zahlreiche, sehr sorgfältig durchgeführte und kontrollierte Trainingsstudien mit kürzeren Beobachtungszeiten. Von einer kontrollierten Studie spricht man, wenn es zur eigentlichen Beobachtungsgruppe mindestens eine Kontrollgruppe gibt, die beispielsweise bei Medikamentenstudien ein Placebo statt des zu erforschenden Medikaments erhält. Kontrollierte

Studien sind nicht notwendigerweise randomisiert, doch sind die Ergebnisse von randomisierten kontrollierten Studien noch treffsicherer.

Die kontrollierten kürzeren Studien jedenfalls zeigen eindeutig und übereinstimmend, dass sich schon nach einigen Wochen sportlicher Betätigung die Gefäßfunktionen messbar verbessern: Nachweisen lassen sich eine bessere Endothelfunktion (die Zellen an den Innenwänden der Blutgefäße erledigen ihre Aufgaben besser, siehe Seite 10), mehr Stickstoffmonoxid, geringerer Blutdruck sowie günstigere Blutfette. Diese Effekte waren in jeder Studie unabhängig von Gewicht, Alter oder Ernährung zu finden. Wichtig: Wenn die Bewegung abgebrochen wurde, verschwanden diese Auswirkungen wieder, ein deutlicher Hinweis für eine direkte Ursache-Wirkung-Beziehung. Weiterhin verstehen wir immer besser, welche zellulären und molekularen Effekte durch Training ausgelöst werden.

Wie bringen wir also diese Überlegungen zusammen? Der positive Zusammenhang von Bewegung und Gesundheit ist unstrittig. Aufpassen muss man jedoch, welche Schlüsse man daraus zieht. Wenn eine Studie zeigt, dass Menschen, die sich 150 Minuten pro Woche moderat körperlich belasten, im Vergleich zu körperlich inaktiven Menschen ein um 30 bis 40 Prozent geringeres Herzinfarktrisiko aufweisen, ist das ein eindeutiger Beleg dafür, dass diese Belastung gesund ist. Trotzdem können wir aus den Studien nicht automatisch ableiten, dass man sein Herzinfarktrisiko durch 150 Minuten Bewegung pro Woche um 30 bis 40 Prozent senken könne.

Ein Teil der Effektstärke ist nicht durch den Sport selbst bedingt, sondern beispielsweise durch ein allgemein besseres Gesundheitsverhalten derjenigen, die so aktiv waren. In Beobachtungsstudien sind unter denjenigen mit wenig Bewegung häufig Menschen, die aufgrund einer Krankheit bewegungseingeschränkt sind. Am schlechtesten schneiden immer diejenigen ab, deren Bewegungsfähigkeit sich in einer Beobachtungsstudie im zeitlichen Verlauf reduziert – das sind die Menschen mit Krankheiten. Leider ist daher davon auszugehen, dass die Effektstärke in einer randomisierten Studie ein Stück geringer ausfällt als in der Beobachtungsstudie. Daher sind wissenschaftlich gesehen quantitative Aussagen wie „wenn Sie XX Minuten pro Tag den Sport Z machen, leben Sie soundso viele Jahre länger" nicht zutreffend – auch wenn Sie solche Aussagen häufig finden werden. Trotzdem gilt: Obwohl wir aus den Beobachtungsstudien keine genauen quantitativen Aussagen zur Effektstärke ableiten können, werden dadurch die positiven Effekte von Bewegung nicht infrage gestellt. Diese sind qualitativ unstrittig.

BEWEGUNG – IHRE NATÜRLICHE MEDIZIN

Nicht nur für die Gefäße ist Bewegung ein Allroundmittel. Sie profitieren davon auf vielen Ebenen.

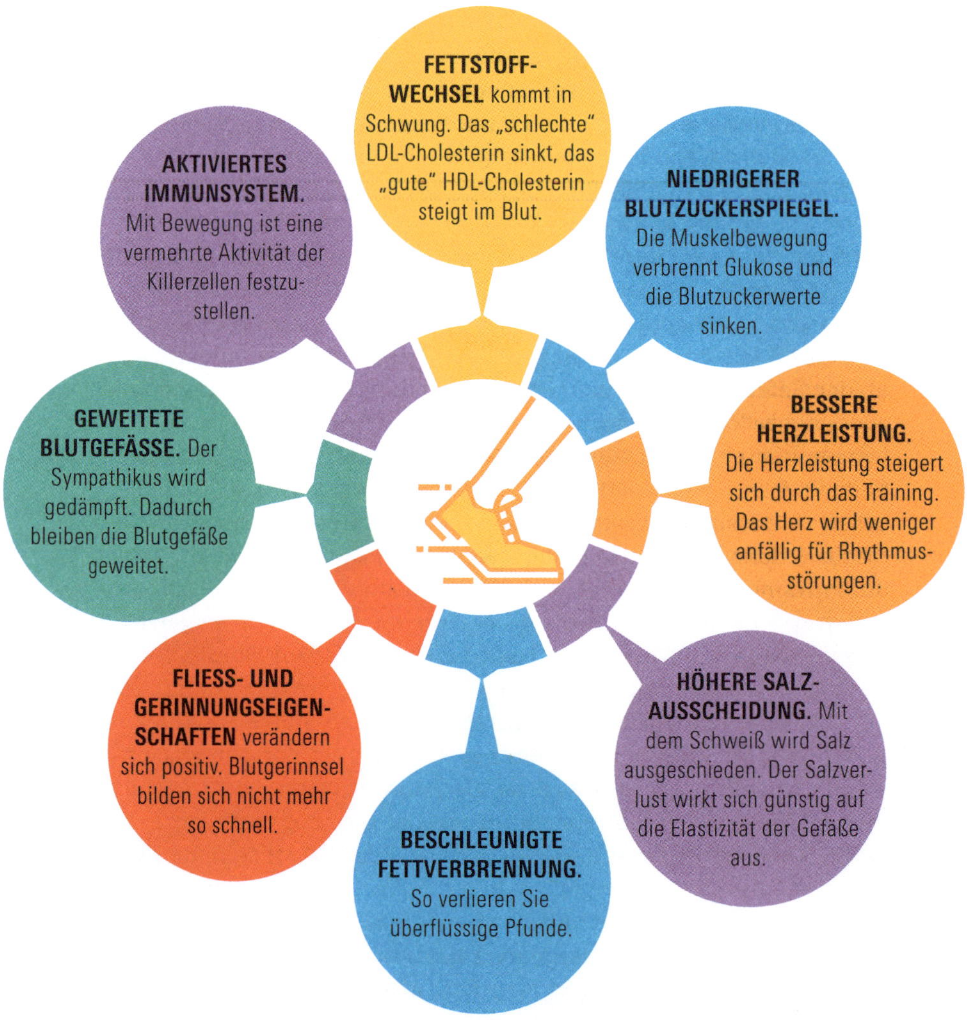
FETTSTOFF-WECHSEL kommt in Schwung. Das „schlechte" LDL-Cholesterin sinkt, das „gute" HDL-Cholesterin steigt im Blut.
NIEDRIGERER BLUTZUCKERSPIEGEL. Die Muskelbewegung verbrennt Glukose und die Blutzuckerwerte sinken.
BESSERE HERZLEISTUNG. Die Herzleistung steigert sich durch das Training. Das Herz wird weniger anfällig für Rhythmusstörungen.
HÖHERE SALZ-AUSSCHEIDUNG. Mit dem Schweiß wird Salz ausgeschieden. Der Salzverlust wirkt sich günstig auf die Elastizität der Gefäße aus.
BESCHLEUNIGTE FETTVERBRENNUNG. So verlieren Sie überflüssige Pfunde.
FLIESS- UND GERINNUNGSEIGEN-SCHAFTEN verändern sich positiv. Blutgerinnsel bilden sich nicht mehr so schnell.
GEWEITETE BLUTGEFÄSSE. Der Sympathikus wird gedämpft. Dadurch bleiben die Blutgefäße geweitet.
AKTIVIERTES IMMUNSYSTEM. Mit Bewegung ist eine vermehrte Aktivität der Killerzellen festzustellen.

Der Effekt auf Ihre Gefäße

Seit den 1970er-Jahren hat sich unser Verständnis dafür, warum Bewegung schützt, deutlich erweitert. Die Effekte reichen von unmittelbaren physikalischen Kräften an der Gefäßwand über biochemische Signale bis hin zu langfristigen Veränderungen des Stoffwechsels, des Entzündungsniveaus und der Herzanpassung. Fließt Blut bei Bewegung schneller und gleichmäßiger durch die Arterien, erhöht sich die Scherbelastung – also die gleitende Reibungskraft, mit der das strömende Blut an der inneren Gefäßwand „zieht". Diese ruhige, gleichmäßige Scherung wirkt wie ein schützendes Signal: Sie fördert die Bildung von Stickstoffmonoxid (NO), aktiviert entzündungshemmende Gene und stärkt die Abwehrmechanismen der Gefäßzellen. Unruhige, wirbelnde Strömungen an anderen Stellen dagegen begünstigen Gefäßschäden und Plaquebildung. Diese mechanisch-biochemische Wechselwirkung zählt zu den wichtigsten direkten Wegen, über die regelmäßige Bewegung die Gefäßgesundheit unterstützt. Die Produktion von Stickstoffmonoxid und die verbesserte Funktion der Endothelzellen haben mehrere Konsequenzen: Die Gefäße können sich bei Bedarf weiterstellen, reduzieren oxidativen Stress und verhindern das Andocken von Entzündungszellen und Thrombozyten, den für die Blutgerinnung zuständigen Blutplättchen, an der Gefäßwand. Das vermindert die frühe Einwanderung von Entzündungszellen in die Intima, der innersten Schicht von Blut- und Lymphgefäßen, ein Schlüsselprozess der Plaqueentstehung (siehe Seite 9). Gleichzeitig wird die Funktion von Vorläufern der Endothelzellen verbessert. Klinisch lässt sich diese verbesserte Funktion messen, denn die durch Blutfluss vermittelte Gefäßerweiterung wird durch Training verbessert.

AEROBES TRAINING: Das klassische Ausdauertraining bezeichnet man auch als aerobes Training, da hier Sauerstoff verbraucht wird, um Energie zu gewinnen. Der Körper verbrennt dabei Fette und Kohlenhydrate. Schwimmen oder Radfahren sind gute Beispiele für aerobes Training mit langfristigen Effekten auf die Gesundheit.

Bewegung beeinflusst außerdem klassische Risikofaktoren, die Atherosklerose antreiben: Regelmäßiges aerobes Training senkt langfristig den Blutdruck, verbessert die Insulinsensitivität und den

Glukosestoffwechsel (wodurch hyperglykämiebedingte Gefäßschäden vermindert werden), beeinflusst das Lipidprofil (insbesondere Senkung von Triglyceriden und oft Anstieg von HDL-Cholesterin) und reduziert viszerales Fett, das als besonders entzündungsfördernd gilt. Diese Stoffwechseleffekte verringern die Atherosklerose fördernden Bedingungen im gesamten Gefäßbett.

Die sterile Entzündung ist ein zentraler Treiber instabiler Atheromplaques (siehe Seite 9). Körperliche Aktivität senkt systemische Entzündungsmarker (zum Beispiel CRP, bestimmte Zytokine) und verändert das Immunprofil in Richtung weniger entzündlicher Aktivität. Auf Plaqueebene führt das zu einer größeren Stabilität und damit zu einem geringeren Risiko, dass eine Plaque aufreißt und akut einen Thrombus bildet (Herzinfarkt, Schlaganfall). Gleichzeitig verbessert Training die Balance von Gerinnung und die Auflösung von Blutgerinnseln (Fibrinolyse), sodass die Neigung zu schädlicher Thrombusbildung reduziert wird.

Im Herzmuskel führt regelmäßiges Training zu einer Reihe günstiger Anpassungen. Eine höhere maximale Sauerstoffaufnahme (kardiorespiratorische Fitness) senkt die Belastung des Herzens in Alltagssituationen, das submaximale sowie das Ruhe-Herzzeitvolumen wird effizienter, die Ruheherzfrequenz sinkt durch eine günstigere autonome Balance mit stärkerem vagalen Tonus, der die Aktivität des Vagusnervs beschreibt. Ein hoher vagaler Tonus ist gut für das Herz-Kreislauf-System und bedeutet eine effektivere Stressbewältigung. Zudem verbessert sich die Pumpleistung des Herzens.

HERZZEITVOLUMEN: Die Menge an Blut, die das Herz in einer Minute durch den Körper pumpt, bezeichnet man als Herzzeitvolumen. In Ruhe sind das bei einem gesunden Menschen etwa fünf Liter, während die Menge unter Belastung deutlich ansteigt. Ein niedriges Herzzeitvolumen ist ein Indikator für eine Herzschwäche, ein hohes kann etwa auf Fieber oder eine Schilddrüsenüberfunktion hindeuten. Bei Belastung kann das Herzminutenvolumen um bis auf das Vierfache gesteigert werden.

Bei Menschen mit koronarer Erkrankung fördert Bewegung außerdem die Bildung von kleinen Umgehungskreisläufen im Herzmuskel, die dessen Durchblutung verbessern können. All das reduziert sowohl die Beschwerden (beispielsweise Angina pectoris) als auch das Risiko für schwere Ereignisse.

Regelmäßige Bewegung vermindert zudem arterielle Steifigkeit und fördert positive Umbauprozesse in der Gefäßwand und im Herzen, was sich günstig auf den systolischen Blutdruck, die Herzarbeit und die sogenannte Endorganperfusion, also die Blutversorgung wichtiger Organe, auswirkt. Je besser die Gefäßwand elastisch bleibt, desto geringer sind Pulsdruckspitzen, die Mikrogefäße in Niere, Gehirn und Herz schädigen könnten.

Bewegung schützt Gefäße und Herz durch unmittelbare mechanische Signale an der Endotheloberfläche, über biochemische Mediatoren wie Stickstoffmonoxid, durch Reduktion von Entzündungen und Atherosklerose fördernden Stoffwechselstörungen. Darüber hinaus kommt es bei ausreichend Bewegung zu einer Verbesserung des Gerinnungs- und Wundheilungsprofils, die Plaquestabilität und die Bildung neuer Blutgefäße (Kollateralisation) werden vorangetrieben. Diese vielen Effekte erklären, warum körperliche Aktivität so wirksam ist, um Risiko und Verlauf der Atherosklerose zu beeinflussen – und warum schon moderate, regelmäßig wiederholte Bewegung in praktisch jedem Lebensalter substanzielle kardiovaskuläre Vorteile liefert.

Große Langzeitstudien wie die Harvard Alumni Study, die Nurses Health Study oder die Copenhagen City Heart Study zeigen übereinstimmend, dass etwa 150 Minuten moderat-intensive Aktivität pro Woche mit einer Risikoreduktion von etwa 30 Prozent für Herzinfarkte und 25 bis 35 Prozent für Herz-Kreislauf-Todesfälle assoziiert war. Personen, die doppelt so aktiv waren, zeigten ein noch geringeres Risiko. Schon wenig, aber regelmäßige Bewegung ist ein Prädiktor für Gesundheit. Schon 10 bis 15 Minuten Gehen pro Tag sind mit einer messbaren Reduktion des Risikos für Herz-Kreislauf-Erkrankungen verbunden. Etwa 150 Minuten pro Woche (also etwa 30 Minuten an fünf Tagen) moderat intensive Bewegung gelten als „Basisdosis". Dies entspricht zum Beispiel zügigem Gehen, Radfahren, Schwimmen oder Gartenarbeit. Personen mit dieser Aktivität hatten ein um 30 bis 50 Prozent niedrigeres Risiko für Herzinfarkt, Schlaganfall, Bluthochdruck, Diabetes und viele Krebsarten.

Mehr Bewegung bringt zusätzlichen Nutzen: 300 Minuten pro Woche oder auch kürzere, intensivere Einheiten (zum Beispiel Joggen oder Intervalltraining) steigern die Fitness und senken Triglyceride und Blutdruck noch stärker. Krafttraining (zweimal pro Woche) stärkt Muskeln, Knochen und Stoffwechsel – wichtig gerade im Alter. Bewegung im Alltag – Treppen statt Aufzug, Wege zu Fuß oder mit dem Rad – zählt genauso und hilft, lange Sitzzeiten auszugleichen.

Jede Bewegung ist wichtig, und wer sich regelmäßig moderat bewegt, reduziert langfristig sein Krankheitsrisiko und stärkt Herz, Gefäße, Muskeln und Psyche deutlich. Bevölkerungsweite Richtlinien (zum Beispiel WHO, kardiologische Fachgesellschaften) empfehlen daher regelmäßige aerobe Aktivität, ergänzt durch muskelstärkende Übungen und möglichst wenig langes Sitzen, weil diese Kombination die meisten der bisher beschriebenen Mechanismen gleichzeitig fördert.

Strategien gegen den inneren Schweinehund

Bewegung scheitert im Alltag selten an Faulheit, sondern meist an Gewohnheiten, mangelnder Motivation und zu hohen Ansprüchen. Doch geben Sie nicht auf, wenn es mal nicht so läuft: Ihr „innerer Schweinehund" lässt sich austricksen, wenn man versteht, wie Motivation funktioniert. Der wichtigste Schritt: Fangen Sie klein an! Statt sofort mit einem intensiven Trainingsplan zu starten, hilft es, winzige, realistische Ziele zu setzen. Das kann die Entscheidung sein, jeden Tag zehn Minuten zügig zu gehen oder eine Busstation früher auszusteigen. Oder Sie überlegen, welche Autofahrten Sie eigentlich genauso gut mit dem Fahrrad erledigen könnten. Solche kleinen Routinen werden schnell selbstverständlich und bilden gerade auch aufgrund der Regelmäßigkeit die Basis für langfristige Veränderung.

Diese Regelmäßigkeit entsteht vor allem dann, wenn es Ihnen gelingt, die neuen Bewegungsformen fest im Alltag zu verankern. Wer sich feste Zeiten einplant, etwa für einen täglichen Spaziergang, reduziert den typischen inneren Widerstand, der entsteht, wenn man täglich neu entscheiden muss, „ob man heute etwas macht" (oder eben auch nicht). Bewegung sollte denselben Stellenwert haben wie ein Termin – etwas, das einfach dazugehört. Treppen statt Aufzug, regelmäßige Wege zu Fuß oder mit dem Rad können körperliche Aktivität zum Teil der Routine machen, ohne viel zusätzliche Zeit zu kosten. Am Beginn hilft es vielleicht, sich im Handy eine Erinnerung an diesen „Termin" zu speichern. Irgendwann werden Sie dann von ganz alleine losgehen und merken, dass es Ihnen fehlt, wenn mal was dazwischenkommt.

GEMEINSAMKEIT SCHAFFEN: Viele Menschen bleiben leichter an Veränderungen dran, wenn sie sich mit anderen zusammentun. Gemeinsame Aktivitäten schaffen Verbindlichkeit, aber auch Freude und soziale Unterstützung. Auch die Wahl der richtigen Bewegungsform spielt eine große Rolle: Es müssen nicht die Klassiker wie Joggen oder Fitnessstudio sein. Entscheidend ist, etwas zu tun, das wirklich Spaß macht – ob Tanzen, Wandern, Schwimmen, Radfahren oder Gartenarbeit. Was Freude bereitet, wird keine Pflicht, sondern Gewohnheit.

Hilfreich ist außerdem, Fortschritte sichtbar zu machen. Ein Schrittzähler, eine App oder ein einfaches Notizbuch machen nachvollziehbar, dass man sich verbessert. Unterschätzen Sie das nicht: Kleine Erfolgserlebnisse sind wichtige Antriebe, weil sie das Belohnungssystem aktivieren. Und gehen Sie mit Rückschlägen gelassen um! Niemand schafft es, immer konsequent zu bleiben, und ein paar Pausen machen den langfristigen Erfolg nicht zunichte. Entscheidend ist, wieder einzusteigen und Bewegung positiv mit Wohlbefinden zu verknüpfen, nicht mit Pflichtgefühl. Schließlich hilft es, sich bewusst zu machen, wofür man das alles tut. Machen Sie sich klar: Bewegung ist keine Strafe, sondern eine Form der Selbstfürsorge. Sie gibt Energie, verbessert Schlaf und Stimmung, stärkt Herz, Gefäße und Immunsystem. Wer sein persönliches „Wofür" kennt – etwa gesund alt werden, sich frei bewegen oder aktiv am Leben teilnehmen zu können –, hat den inneren Schweinehund meist dauerhaft im Griff. Letztlich braucht man keine eiserne Disziplin, sondern eine freundliche Konsequenz: Wenn Bewegung einfach, geplant, angenehm und sinnvoll ist, wird sie zur Gewohnheit. Dann arbeitet der Körper nicht mehr gegen, sondern mit einem.

„Einmal um den Block" – so kommen Sie in Bewegung

„Einmal um den Block" kann mehr sein als eine sprichwörtliche Formulierung. Machen Sie ein Konzept daraus, denn dann wird aus „einmal um den Block" mehr als nur ein kurzer Spaziergang. Die Formulierung steht dann sinnbildlich für den ersten, oft entscheiden-

KRAFTSPORT LEICHT GEMACHT

Auch für Anfänger ist der Einstieg in Kraftsport ganz leicht. Probieren Sie es für wenige Minuten pro Tag aus.

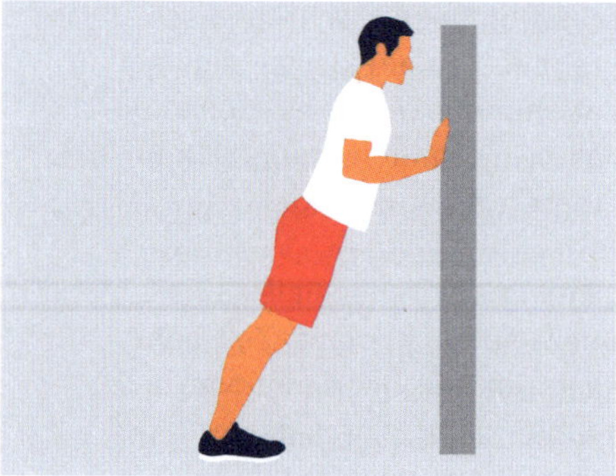

Wanddrücken: Hände etwas breiter als schulterbreit und auf Schulterhöhe gegen die Wand drücken. Arme erst gestreckt. Langsam nach vorn beugen und dabei den Rücken gerade halten.

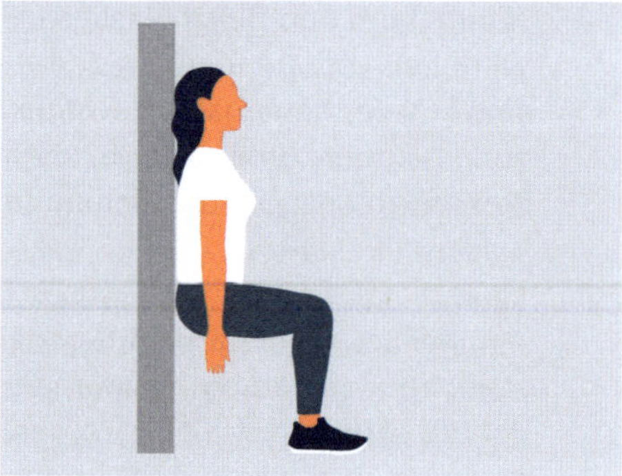

Wandsitzen: Füße hüftbreit aufstellen, die Knie im 90-Grad-Winkel, Arme hängen locker herab. Den gesamten Rücken und besonders den unteren Rücken fest gegen die Wand pressen. Halten.

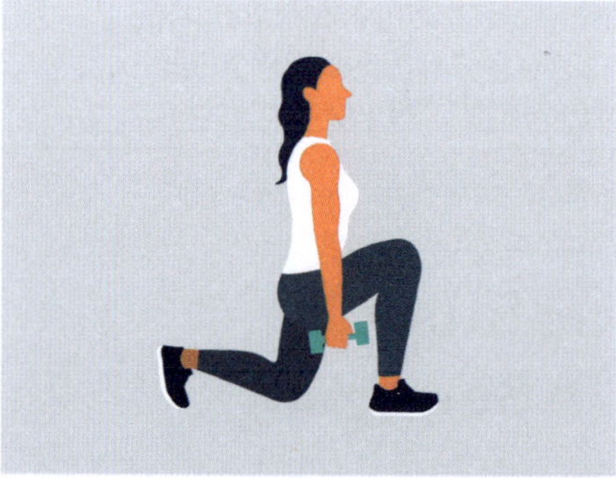

Ausfallschritt: Aus dem Stand einen großen Schritt nach vorn machen. Die Hüfte absenken, bis das hintere Knie dicht über dem Boden ist. Den Rücken und die Hüfte gerade halten. Bein wechseln.

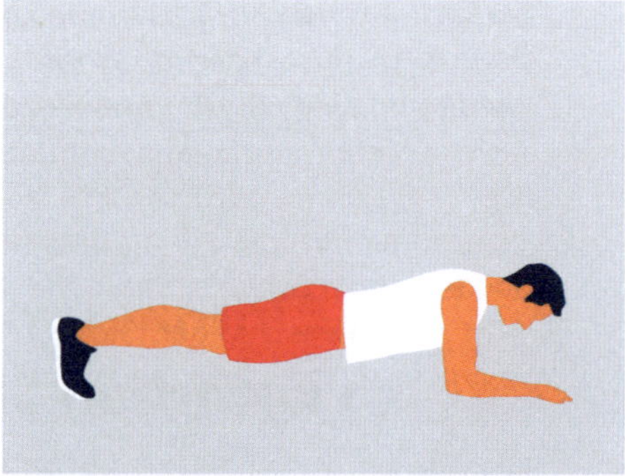

Unterarmstütz: Flach auf den Bauch legen. Die Ellenbogen unterhalb der Schulter aufsetzen, die Zehen aufsetzen und hochdrücken, bis der Körper eine gerade Linie bildet. Halten.

den Schritt aus der Trägheit heraus. Es geht nur darum, die Schuhe anzuziehen, die Tür zu öffnen und eben tatsächlich einmal um den Block zu gehen – buchstäblich oder sinngemäß. Der größte Widerstand entsteht vor der Bewegung, nicht währenddessen. Sobald man losgeht, verändert sich etwas – im Körper, im Kopf, in der Stimmung. Schon nach wenigen Minuten fließt das Blut schneller, der Atem wird tiefer und das Gehirn schaltet um. Aus „Ich habe keine Lust" wird oft ein leises „So schlimm ist es gar nicht" oder sogar „Das tut gut". Diese Erfahrung bricht die Barriere zwischen Absicht und Handlung, die so viele gute Vorsätze blockiert. Das Konzept „Einmal um den Block" lässt sich sehr gut mit einem schrittweisen Vorgehen verbinden, denn damit entsteht aus einem kleinen Anfang eine stabile, dauerhafte Bewegungsgewohnheit. Ziel ist es, Bewegung nicht als große Hürde, sondern als wachsenden, freundlichen Prozess zu erleben, der sich natürlich in den Alltag einfügt.

1 DIE INITIIERUNGSPHASE: Am Anfang steht die Initiierungsphase, die etwa zwei Wochen dauern sollte. In dieser Zeit geht es nicht um Leistung, sondern um das Anfangen. Der wichtigste Schritt ist, eine Strecke zu finden, die Ihnen gefällt – je nachdem, wo und wie Sie wohnen, geht es dann vielleicht tatsächlich „einmal um den Block". Oder Sie haben das Glück, Natur in unmittelbarer Nähe zu haben und gehen einen kurzen Weg durch einen Park. Oder eben einfach eine kleine Runde in der Nachbarschaft. Diese Strecke sollte sich gut merken oder sogar abmessen lassen, um Fortschritte spürbar zu machen. In dieser Phase reicht es völlig, regelmäßig spazieren zu gehen – am besten täglich oder zumindest an mehreren Tagen pro Woche. Es geht zunächst darum, den inneren Widerstand zu überwinden und den Körper an Bewegung zu gewöhnen.

2 ENTWICKLUNGSPHASE I: Daran schließt sich die Entwicklungsphase I an, die rund vier Wochen dauert. Hier bleibt man bei derselben Strecke, verändert aber das Tempo, Ihr Spaziergang wird also etwas zügiger. Sie werden nun bereits spüren, wie Ihr Herz-Kreislauf-System reagiert: Puls und Atmung steigen leicht, die Durchblutung verbessert sich und erste Trainingseffekte entstehen. Wichtig ist, die Intensität so zu wählen, dass man sich zwar anstrengt, aber noch unterhalten könnte. Letzteres lässt sich am besten überprüfen, wenn Sie die angesprochene Gemeinsamkeit ernst nehmen und zumindest ab und zu mit einem Bekannten oder Freund die Runde gehen. Sie wissen ja: Das motiviert zusätzlich.

3 ENTWICKLUNGSPHASE II: Nach diesen Wochen folgt die Entwicklungsphase II, ebenfalls etwa vier Wochen lang. Nun wird das neue, schnellere Tempo beibehalten, aber die Strecke etwas verlängert. Dadurch steigt die Belastungszeit und der Körper passt sich weiter an: Muskeln, Gefäße und Stoffwechsel werden effizienter und die Bewegung beginnt sich im Alltag zu verankern. Man merkt, dass das Gehen leichter wird und Freude macht – ein Zeichen dafür, dass sich eine stabile Routine bildet.

4 TRAININGSPHASE: Nach diesen Aufbauphasen beginnt die Trainingsphase, die langfristig zum Alltag wird. Bewegung ist jetzt Teil Ihres Lebens geworden, kann aber flexibel angepasst werden: mal längere Strecken, mal kürzere, mal intensiver, mal lockerer. Denken Sie immer daran: Bewegung ist die Grundlage, um positive Effekte für Ihren Körper und damit auch für Ihren Cholesterinhaushalt zu erzielen. In dieser Phase lohnt es sich für Sie auch, Krafttraining mit auf Ihren Bewegungsplan zu setzen– zwei Einheiten pro Woche reichen aus, um Muskulatur, Gelenke und Stoffwechsel zusätzlich zu stärken. Krafttraining ist für Alltagsaktivitäten wichtig, weil stärkere Muskeln das Heben, Tragen, Treppensteigen oder Aufstehen erleichtern, die Gelenke entlasten und das Risiko für Stürze und Verletzungen senken. Es sorgt dafür, dass man beweglicher, belastbarer und im Alltag insgesamt unabhängiger bleibt. Probieren Sie die Übungen auf Seite 136 einfach mal aus. Natürlich können Sie jederzeit auch Übungen für Dehnung und Stabilität mit in Ihr Programm aufnehmen.

Dieses schrittweise Vorgehen hat viele Vorteile: Der Einstieg ist niedrigschwellig, der Körper kann sich ohne Überforderung anpassen und die Motivation bleibt erhalten, weil Fortschritte spürbar sind. Mit Wiederholung wird der Spaziergang „um den Block“ zu einer festen, leichten Gewohnheit, ein kurzer, vertrauter Moment im Tag, der kaum noch Überwindung kostet. Im Idealfall wird etwas Bewegung nun Teil des eigenen Alltagsrhythmus, flexibel und selbstverständlich. Man tut es nicht mehr, weil man „muss“, sondern weil man weiß, wie gut es einem tut.

Das „Rezept für Bewegung“

Schon in der Antike wussten die Ärzte, dass Bewegung wie Medizin wirkt. Um diese wirksame Medizin gezielter einzusetzen, empfehle ich das „Rezept für Bewegung“: Ärztin und Patientin vereinbaren schriftlich eine individuell angepasste Dosis an Aktivität – mit konkreten Empfehlungen zu Art, Dauer und Intensität. Sprechen Sie Ihren Arzt ruhig einmal drauf an, vielleicht lässt sich etwas in dieser Art arrangieren.

Kern des Konzepts ist die Verschriftlichung: Wenn Bewegung in Form eines Rezeptes festgehalten wird, entsteht Verbindlichkeit – für beide Seiten. Die Ärztin und die Patientin unterschreiben gemeinsam das Bewegungsrezept. Damit wird die Vereinbarung sichtbar und ernst genommen: Die Ärztin überträgt ihr medizinisches Wissen und ihr Vertrauen, die Patientin übernimmt Verantwortung für die Umsetzung. Dieses gemeinsame Unterschreiben ist symbolisch, aber auch praktisch bedeutsam – es stärkt Motivation und Selbstwirksamkeit. Bewegung wird nicht bloß empfohlen, sondern vereinbart. Das Vorgehen nutzt die oft begrenzte Zeit in der Sprechstunde besser aus. Das Rezept sollte konkrete und individuelle Empfehlungen enthalten. Statt allgemeiner Ratschläge wie „mehr Bewegung“ werden Sportart, Dauer, Häufigkeit und Intensität genau festgelegt – angepasst an den Gesundheitszustand, die körperliche Ausgangslage, die zeitlichen Möglichkeiten und die persönlichen Vorlieben. Ein Beispiel: „Täglich 20 Minuten zügiges Gehen auf der Lieblingsstrecke, Steigerung nach zwei Wochen“ oder „Zweimal wöchentlich 30 Minuten Radfahren im moderaten Tempo, ergänzt durch leichtes Krafttraining mit dem eigenen Körpergewicht und am Samstag 45 Minuten tanzen“. Diese Individualisierung erhöht die Umsetzbarkeit und fördert Erfolgserlebnisse. Auf Seite 140 können Sie ein solches Rezept in Form eines Plans für mehr Bewegung beispielhaft sehen (die Sportarten werden mit den Ziffern in den Wochenplan eingetragen und um die Trainingszeit in Abstimmung mit Ihrem Arzt ergänzt). Ein weiterer wichtiger Bestandteil ist die gemeinsame Erfolgskontrolle beim nächsten Arztbesuch. Dabei werden Fortschritte besprochen, mögliche Hindernisse analysiert und der Plan angepasst. Diese Rückmeldung fördert Motivation, zeigt Wertschätzung für die geleistete Anstrengung und verankert Bewegung langfristig als therapeutisches Element. Das Ziel ist ein lebendiger Prozess. Der „Plan für mehr Bewegung“ ist somit mehr als ein Dokument: Es ist ein Werkzeug, das Motivation strukturiert, Gesundheit konkretisiert

IHR PLAN FÜR MEHR BEWEGUNG

Erstellen Sie in Rücksprache mit Ihrem Arzt oder einem Trainer Ihr individuelles Rezept für mehr Bewegung.

WOCHE 1 – 4	MO	DI	MI	DO	FR	SA	SO
Trainingsform							
Trainingszeit							

WOCHE 5 – 8	MO	DI	MI	DO	FR	SA	SO
Trainingsform							
Trainingszeit							

WOCHE 9 – 12	MO	DI	MI	DO	FR	SA	SO
Trainingsform							
Trainingszeit							

AUSDAUER MODERAT TRAINIEREN

1 Zügiges Spazierengehen

2 Walken

3 Radfahren in der Ebene

4 Tennis (Doppel)

5 Aqua-Fitness

6 Volleyball

7 Skiwandern

8 Schwimmen (Brust/Rücken)

9 Rudern (Hobby)

10 Tanzen (Hobby)

AUSDAUER INTENSIV TRAINIEREN

11 Joggen

12 Aerobic

13 Tennis (Einzel)

14 Radfahren (Schnell/Berg)

15 Fußball

16 Schwimmen (Kraul/Schnell)

17 Skilanglauf (Skating)

18 Kampfsport (Karate/Judo)

19 Rudern (Wettkampf)

20 Tanzen (Wettkampf)

KRAFT TRAINIEREN

21 Übungen mit Körpergewicht (Liegestütze / Sit-ups)

22 Statische Kraftübungen

23 Krafttraining mit Gewichten

24 Rückentraining/Rückenschule

25 Boxen (Hobby)

26 Kickboxen

27 Crossfit

28 Klettern/Bouldern

29 Pilates

30 Yoga

und den Weg zu mehr Aktivität Schritt für Schritt begleitet. Es zeigt, dass Bewegung nicht nur empfohlen, sondern verschrieben, gelebt und überprüft werden kann – als eine der wirksamsten Formen von Medizin, die wir kennen.

Was Menschen mit Herzkrankheiten beachten sollten

Die Sichtweise der modernen Kardiologie hat sich beim Blick auf das Thema Bewegung grundlegend gewandelt. Praktisch für alle chronischen Erkrankungen der Gefäße setzen wir diese mittlerweile als Therapie ein. Dabei kommt es auf eine sichere, stufenweise und individuell angepasste Herangehensweise an. Es ist völlig verständlich, als Person mit einer Herzkrankheit Angst oder Unsicherheit zu fühlen. Viele fragen sich, ob Bewegung das Herz überfordern oder Schadensereignisse auslösen könnte. Genau deshalb ist Planung und ärztliche Begleitung so wichtig: Richtig dosierte Aktivität stärkt Herz und Gefäße, verbessert Belastbarkeit, Stimmung und Lebensqualität und verringert die Sterblichkeit – und das gilt auch für Patientinnen und Patienten nach einem Herzinfarkt, bei Herzinsuffizienz oder nach Herzoperationen. Der sicherste Weg beginnt mit einer ärztlichen Einschätzung: Ärztin und Patientin klären gemeinsam Diagnose, aktuelle Symptomatik, Medikamente, Begleiterkrankungen und körperlichen Status. Auf dieser Basis lässt sich der bereits beschriebene individuelle „Plan für mehr Bewegung" erstellen, der Art, Dauer, Häufigkeit und Intensität nennt und in Phasen geplant ist (Anfangs-/Aufbau-/Trainingsphase).

Beim Einstieg gilt das Prinzip „klein beginnen, langsam steigern". In den ersten Tagen bis Wochen nach einem Ereignis (zum Beispiel Herzinfarkt oder perkutane Koronarintervention) ist frühe Mobilisation erwünscht – häufig beginnen die ersten Gehversuche noch im Krankenhaus. Sehr empfehlenswert ist der Besuch eines strukturierten kardialen Rehabilitationsprogramms, möglichst innerhalb von Tagen bis Wochen. Die Belastung wird schrittweise erhöht, zuerst mit kurzen, gut kontrollierten Spaziergängen, später mit längeren aeroben Einheiten; die Intensität orientiert sich nicht nur an Pulswerten, sondern häufig an der empfundenen Anstrengung (RPE/Borg-Skala, zum Beispiel „leicht bis etwas anstrengend"), weil Medikamente wie Betablocker die Herzfrequenzdynamik verändern können. Dieses „start low – go slow"-Vorgehen minimiert Risiken und erlaubt dem Herzen, sich sicher anzupassen.

DIE BORG-SKALA: Mit der RPE (Rating of Perceived Exortion)-Skala, die der Forscher Gunnar Borg entwickelte, lässt sich die gefühlte Belastung bei körperlicher Aktivität messen. Die Skala reicht von einem Wert von 6 bis zum Höchstwert von 20, wobei 6 für „keine Anstrengung" und 20 für „maximale Anstrengung" steht. Anhand der Messwerte lässt sich Belastung zielgenau steuern.

Herzkranke profitieren vor allem von moderatem, regelmäßigem Ausdauertraining (zum Beispiel zügiges Gehen, Radfahren stationär oder draußen, Schwimmen, wenn die Wunde verheilt ist), ergänzt durch moderates Krafttraining zur Stabilisierung der Muskulatur, Sturzprophylaxe und Stoffwechselverbesserung. Kraftübungen werden vorsichtig eingeführt (beispielsweise zweimal pro Woche, mit niedrigen Gewichten, aber hohen Wiederholungen) und unter Anleitung geübt, damit die Körperhaltung und Atmung stimmen und kein unnötiger Blutdruckanstieg entsteht. Atem- und Mobilisationsübungen, Dehnung und ergonomische Hinweise wie etwa die Sternal-Schonung (Ruhigstellung des Brustbeins) nach Bypassoperation gehören ebenso zum Plan wie Empfehlungen zur Alltagsaktivität.

Sehr empfehlenswert für herzkranke Menschen ist die Teilnahme an einer Herzsportgruppe. Informieren Sie sich über Angebote in Ihrer Nähe! Herzsportgruppen sind ein idealer Wiedereinstieg in Bewegung und Sport. Dort werden unter fachkundiger Anleitung und sicherer Überwachung geeignete Übungen durchgeführt, Risikofaktoren beachtet und Patienten an regelmäßige Aktivität herangeführt. Besonders hilfreich ist, dass die Gruppen die Motivation und den Austausch mit anderen Betroffenen fördern.

Vorher Ihren Arzt fragen

Sport und Bewegung helfen in fast allen Lebenslagen, doch muss man gerade bei Herzkrankheiten auch im Kopf haben, dass körperliche Belastung in bestimmten Situationen den Herzstatus verschlechtern oder Komplikationen wie Rhythmusstörungen, Herzversagen oder Herzstillstand auslösen kann. Bewegung sollte daher erst nach der akuten Phase einer Herzerkrankung und unter stabilen Laborwerten, Herzfunktion und Belastungstests wieder aufgenommen werden, idealerweise ärztlich begleitet, zum Beispiel in der kardiologischen Rehabilitation.

Akute Herzerkrankungen umfassen Krankheiten und Ereignisse wie einen Herzinfarkt, Myokarditis, akute Herzinsuffizienz, schwere Rhythmusstörungen, akuten Bluthochdruck oder eine deutliche Verschlechterung einer bestehenden Herzschwäche. Auch bei instabilen oder unzureichend behandelten Herzkrankheiten wie instabiler Angina pectoris, schwerwiegenden Klappenerkrankungen, unkontrollierten Rhythmusstörungen, schwerer Hypertonie oder fortgeschrittener Herzinsuffizienz sollte zunächst kein Training erfolgen. Erst wenn die Grunderkrankung unter Kontrolle ist, etwa durch Medikamente, Eingriffe oder Operationen, sollte Bewegung langsam wieder aufgebaut werden, häufig zunächst unter Reha-Bedingungen oder EKG-Überwachung.

Bei seltenen strukturellen oder rhythmogenen Herzkrankheiten wie hypertropher oder arrhythmogener Kardiomyopathie, kongenitalen Herzfehlern, schweren Aortenaneurysmen, neu implantierten Schrittmachern oder Defibrillatoren kann Sport manchmal nur eingeschränkt und unter spezieller Kontrolle erfolgen, da intensives Training das Risiko für Rhythmusstörungen oder plötzlichen Herztod erhöht. Bewegung wird dann individuell nach Belastungstests dosiert freigegeben.

Auch bei akuten Infektionen, insbesondere bei Fieber, sollte Sport vermieden werden, da körperliche Belastung in diesen Fällen den Herzmuskel dauerhaft schädigen kann. Bei Beeinträchtigung der Herzfunktion durch eine Entzündung (Myokarditis) ist sogar in der Regel eine Sportpause von mindestens drei bis sechs Monaten notwendig, bis sich die Herzfunktion vollständig erholt hat.

Sport ist für die meisten Herzpatientinnen und -patienten ein Segen – aber nur, wenn das Herz stabil und medizinisch kontrolliert ist. Vorsicht und ärztliche Beratung ist unbedingt notwendig bei akuten, instabilen oder unbehandelten Herzerkrankungen, Entzündungen oder unkontrollierten Rhythmusstörungen. Sobald Stabilität erreicht ist, sollte Bewegung aber unbedingt gezielt wieder aufgenommen werden, am besten, wie bereits beschrieben, auf Basis eines ärztlich begleiteten Plans für mehr Bewegung.

WARNZEICHEN BEACHTEN!

Menschen mit Herzkrankheiten können sich ohne Bedenken körperlich anstrengen. Sie sollten aber beim Sport einige Hinweise beachten.

- An folgender Faustregel können Sie sich orientieren: Wenn Sie bei Ihrem Sport nicht mehr sprechen können, ist es genug. Dabei kann Ihnen die auf Seite 143 erwähnte Borg-Skala helfen. Wichtig ist, dass Sie sich nie übernehmen und zu viel auf einmal wollen.

- Grundsätzlich gilt: Wenn während oder nach sportlicher oder anderer körperlicher Belastung Brustschmerzen, starke Atemnotzunahme, Schwindel, Bewusstseinsverlust, ausgeprägtes Herzrasen oder starke Schwäche auftreten, muss die Belastung sofort abgebrochen und ärztlicher Rat eingeholt werden.

- Patienten sollten immer wissen, welche Symptome bei ihnen ein Alarmsignal sind und wie sie schnell Hilfe bekommen. Ebenso wird mit dem Arzt besprochen, wie Medikamente (zum Beispiel Nitro bei Angina pectoris) im Alltag eingesetzt werden und wann eine Belastung vorübergehend zu reduzieren ist (zum Beispiel bei Fieber, dekompensierender Herzinsuffizienz oder akuter Infektion).

- Für spezielle Situationen gelten Zusatzregeln: Nach Herzoperationen wie Bypass ist auf Wundheilung und sternalen Schutz zu achten (keine schweren Lasten heben in den ersten Wochen); bei implantierbaren Geräten (Schrittmacher, ICD) sind viele körperliche Aktivitäten möglich, doch es braucht eine individuelle Beratung. Einige Kontaktsportarten oder starke direkte Stöße im Bereich des Geräts sind zu vermeiden (zum Beispiel beim Boxen).

- Menschen mit Herzinsuffizienz brauchen eine besonders enge Überwachung von Symptomen, Gewicht und Flüssigkeitsstatus: schnelle Gewichtszunahme oder zunehmende Atemnot sind Hinweise, die Belastung zu reduzieren und ärztlich abklären zu lassen. In all diesen Fällen hilft die enge Abstimmung mit der behandelnden Kardiologin, damit Bewegung sicher und effektiv bleibt.

- Wenn Sie sich vornehmen wollen, mehr Bewegung und Sport in Ihren Alltag einzubauen, ist Ihnen eine Herzsportgruppe sehr zu empfehlen. Auf der Internetseite der Deutschen Herzstiftung (www.herzstiftung.de) können Sie mit dem Stichwort „Herzsportgruppe in der Nähe" nach einem Angebot auf die Suche gehen.

Rauchfrei: Gefäßschutz von Kopf bis Fuß

Sie rauchen? Oder jemand in Ihrem Umfeld, der Herzprobleme hat, raucht? Hier erfahren Sie, wie das Aufhören funktionieren kann.

Wir alle erinnern uns noch gut an die Zeiten, in denen Werbung für Zigaretten allgegenwärtig war. Auf Plakaten, im Kino, in TV-Spots. Rauchen wurde als cool und weltläufig dargestellt, die perfekte Entspannung. Zum Glück sind diese Zeiten vorbei, denn die Wahrheit ist: Rauchen zählt zu den wichtigsten Risikofaktoren für Herz- und Gefäßkrankheiten, weil es auf vielfältige Weise die Gefäße schädigt, den Blutdruck erhöht und die Sauerstoffversorgung des Körpers beeinträchtigt. Mit speziellem Blick auf das Thema Cholesterin gilt außerdem: Rauchen potenziert die schädigenden Effekte der anderen Risikofaktoren, insbesondere von LDL-Cholesterin und Lipoprotein(a). Zigarettenrauch enthält Milliarden winziger Partikel mit Durchmessern im Mikro- und Nanometerbereich. Diese Partikel entstehen durch die unvollständige Verbrennung des Tabaks und der Papierhülle. Sie bestehen aus einem komplexen Gemisch aus organischen und anorganischen Substanzen, darunter Teerbestandteile, Schwermetalle (wie Cadmium, Nickel und Blei), polyzyklische aromatische Kohlenwasserstoffe (PAK), Kohlenstoffverbindungen und freie Radikale.

Beim Einatmen von Zigarettenrauch gelangen somit zahlreiche schädliche Substanzen in den Körper, die Entzündungsreaktionen und oxidative Prozesse auslösen. Diese Stoffe greifen unter anderem die Innenwände der Blutgefäße an. Das Endothel wird durch mehrere Bestandteile des Zigarettenrauchs geschädigt, die entweder direkt toxisch wirken oder indirekt Entzündungs- und Stressreaktionen auslösen. Besonders bedeutsam sind dabei Mikropartikel, Kohlenmonoxid, oxidative Substanzen (freie Radikale), Stickoxide, Teerbestandteile und schwermetallhaltige Partikel. An geschädigte Endothelzellen lagern sich Entzündungszellen an, wandern in die Gefäßwand ein und verursachen genau jene chronische Entzündung, welche die Atherosklerose startet und vorantreibt (siehe Seite 9).

DAS HERZ SCHLÄGT SCHNELLER: Nikotin selbst stimuliert das sympathische Nervensystem, was zu einer Erhöhung von Herzfrequenz und Blutdruck führt, und stellt die Gefäße enger. Das reduziert die Durchblutung besonders in den Extremitäten.

Das im Rauch enthaltene Kohlenmonoxid bindet sich an das Hämoglobin im Blut und verdrängt den Sauerstoff. Zusätzlich fördert Rauchen die Bildung von Blutgerinnseln, da es die Blutplättchen aktiviert und die Gerinnungsfähigkeit des Blutes erhöht. In bereits verengten Arterien kann dies zu einem vollständigen Gefäßverschluss führen. Wenn eine solche Verstopfung in den Herzkranzgefäßen auftritt, kommt es zu einem Herzinfarkt, im Gehirn zu einem Schlaganfall. Rauchen beschleunigt also die Entstehung und das Fortschreiten von Gefäßkrankheiten und kann akute, lebensbedrohliche Ereignisse auslösen.

Allein die genannten Effekte sollten normalerweise reichen, um schon den Gedanken an eine Zigarette abwegig erscheinen zu lassen. Klar ist: Es ist nie zu spät, mit dem Rauchen aufzuhören, denn wer das schafft, kann das Risiko für Herz- und Gefäßkrankheiten deutlich senken. Schon wenige Wochen nach dem Rauchstopp verbessern sich Blutdruck, Durchblutung und Sauerstoffversorgung und innerhalb weniger Jahre nähert sich das Risiko für Herzinfarkt oder Schlaganfall dem eines Nichtrauchers an.

Auch Passivrauchen ist gefährlich

Als Nichtraucher gerät man bisweilen in Situationen, in denen man sich trotzdem Zigarettenrauch aussetzt. Das ist leider nicht ohne Risiko. Passivrauchen ist schädlich, weil Nichtraucher beim Einatmen von Tabakrauch praktisch denselben giftigen Substanzen ausgesetzt sind wie aktive Raucher. Bisweilen ist der Passivraucher sogar stärker gefährdet als derjenige, der an der Zigarette zieht. Der sogenannte Nebenstromrauch nämlich, der von der glimmenden Zigarette abgegeben wird, enthält viele Schadstoffe in größeren Mengen als der

Rauch, den der Raucher selbst inhaliert. Dazu gehören auch wieder Mikropartikel, Nikotin, Kohlenmonoxid, Teer, Feinstaub, Schwermetalle (zum Beispiel Cadmium und Blei), krebserregende polyzyklische aromatische Kohlenwasserstoffe (PAK) und zahlreiche freie Radikale. Wenn diese Stoffe von Nichtrauchern eingeatmet werden, gelangen sie über die Lunge in den Blutkreislauf und entfalten dort die gleichen schädigenden Wirkungen auf Herz, Gefäße und andere Organe wie beim aktiven Rauchen.

Besonders gefährlich ist, dass der Nebenstromrauch bei niedrigerer Temperatur entsteht als der Hauptstromrauch, den der Raucher selbst einzieht. Dadurch verbrennt der Tabak unvollständig und es werden mehr giftige Verbindungen freigesetzt. In geschlossenen Räumen kann sich dieser Rauch über längere Zeit in der Luft halten, sodass bereits ein kurzzeitiges Einatmen des Rauches genügt, um messbare gesundheitliche Effekte hervorzurufen.

Auch das Immunsystem wird durch Passivrauchen geschwächt: Entzündungsbotenstoffe steigen an, während schützende Antioxidantien abnehmen. Kinder sind besonders empfindlich, weil ihre Atemwege kleiner und ihr Entgiftungssystem noch nicht vollständig entwickelt sind. Passivrauchen erhöht bei ihnen das Risiko für Asthma, Mittelohrentzündungen und plötzlichen Kindstod (SIDS). Ich möchte es unbedingt deutlich sagen, da es mir so wichtig ist: Es gibt keine sichere Dosis beim Rauchen – selbst kurze oder seltene Rauchbelastungen können messbar negative Auswirkungen auf die Gesundheit haben.

Ein Rauchstopp immer ein Gewinn

Ich kenne keinen Patienten, der sich erfolgreich entschlossen hat, mit dem Rauchen aufzuhören und nicht nach einigen Monaten berichtet, sich gesundheitlich „besser" zu fühlen. Der Anfang ist in der Regel schwer, aber es lohnt sich. Ein Rauchstopp bringt dem Körper erstaunlich schnell und dauerhaft gesundheitliche Vorteile – insbesondere für Herz, Gefäße und Lunge. Schon wenige Minuten nach der letzten Zigarette beginnen sich wichtige Körperfunktionen zu erholen, und mit jedem weiteren rauchfreien Tag sinkt das Risiko für Herz-Kreislauf-Erkrankungen, Krebs und Atemwegsprobleme. Diese Effekte sind durch viele wissenschaftliche Studien und Langzeitbeobachtungen gut belegt. Bereits nach 20 Minuten normalisieren sich

Puls und Blutdruck, weil das Nikotin keine gefäßverengende Wirkung mehr entfaltet. Nach 24 Stunden sinkt der Kohlenmonoxidspiegel im Blut deutlich, was die Sauerstoffversorgung der Organe verbessert. Nach wenigen Wochen bis Monaten verbessern sich Durchblutung, Lungenfunktion und körperliche Leistungsfähigkeit und das Risiko für akute Herzprobleme beginnt zu fallen. Nach einem Jahr ist das Risiko für eine koronare Herzerkrankung bereits etwa um die Hälfte reduziert. Nach fünf bis zehn Jahren sinkt auch das Risiko für Schlaganfälle und Gefäßverschlüsse deutlich, und nach etwa 15 Jahren nähert sich das Herzinfarktrisiko dem eines lebenslangen Nichtrauchers an.

STUDIEN SPRECHEN EINE DEUTLICHE SPRACHE: Große epidemiologische Studien, etwa die British Doctors Study oder die Nurses Health Study in den USA, haben über Jahrzehnte gezeigt, dass ehemalige Raucher deutlich länger leben und seltener an Herzinfarkt, Schlaganfall oder Krebs sterben als aktive Raucher. Laut Daten der American Heart Association und der Weltgesundheitsorganisation (WHO) sinkt das Risiko für kardiovaskuläre Erkrankungen bereits innerhalb des ersten Jahres nach einem Rauchstopp spürbar und verringert sich in den folgenden Jahren weiter.

Die wissenschaftliche Evidenz für die positiven Effekte eines Rauchstopps ist also sehr robust. Auch auf Gefäße und Blutgerinnung wirkt sich der Rauchstopp rasch positiv aus. Schon nach wenigen Tagen verbessert sich die Funktion des Endothels und die Blutplättchen werden weniger „klebrig“. Dadurch sinkt die Wahrscheinlichkeit, dass sich Gerinnsel bilden und Gefäße verstopfen. Studien mit bildgebenden Verfahren haben gezeigt, dass sich die Gefäßelastizität innerhalb von Wochen bessert. Neben den kardiovaskulären Vorteilen belegen viele Studien, dass ein Rauchstopp auch die Lungenfunktion stabilisiert, das Krebsrisiko mit der Zeit deutlich verringert und das Immunsystem stärkt. Diese Effekte gelten in jedem Alter: Selbst wer erst mit 60 Jahren aufhört, gewinnt im Durchschnitt mehrere Lebensjahre.

Wie Sie mit dem Rauchen aufhören

Viele Geschichten vom Aufhören mit dem Rauchen sind Legenden. Sowohl die erfolgreichen als auch die mit häufigem Rückfall. Jeder kennt jemanden, der aufgehört hat, schon mal aufhören wollte oder es immer wieder versucht. Fakt ist: Man kann niemandem „befehlen“, mit dem Rauchen aufzuhören, die Person selbst muss es aus eigenem Antrieb wollen. Ohne diesen persönlichen Entschluss hilft kein Kurs, kein Pflaster und keine Tablette der Welt. Man kann ihn sich leider auch nicht „kaufen“, er muss von innen kommen. Ein Aufenthalt im Krankenhaus kann indes eine Chance sein, die es für alle Beteiligten zu nutzen gilt. Die Betroffenen sind motiviert, erleben die gesundheitlichen Folgen direkt und erhalten gleichzeitig medizinische Begleitung. Andere hohe Motivationen können sich aus Lebensereignissen ergeben, zum Beispiel einer Krankheit oder einem Todesfall in der Familie.

SPRECHEN SIE MIT ANDEREN: Wer sich entschlossen hat, mit dem Rauchen aufzuhören, braucht eine wichtige Unterstützung: das Verhalten des persönlichen Umfelds. Das bedeutet auch, dass es wichtig ist über den Entschluss zum Rauchstopp zu sprechen! Es gibt eine Reihe von eindeutigen Untersuchungen, die zeigen, dass der Rauchstatus des Partners und des unmittelbaren persönlichen Umfelds die Rückfallwahrscheinlichkeit erheblich beeinflussen. Wer weiterhin in einer Raucherumgebung lebt, hat es deutlich schwerer.

Für uns alle gibt es im Leben Höhen und Tiefen. Und in den Phasen, in denen es uns nicht so gut geht, ist es entscheidend, wie unterstützend der Partner wirkt. Daher versuche ich als Arzt immer, die Partner einzubeziehen. Die Chancen steigen deutlich, wenn in einer Wohnung gar nicht mehr geraucht wird, eventuell rauchende Angehörige also gleich mit aufhören. Alle Zigaretten, Aschenbecher können in einem symbolischen Akt entsorgt werden: Ab in einen Müllsack und raus damit! Ein dritter Punkt sind Ersatzhandlungen und Gewohnheiten, idealerweise in Form von kleinen Belohnungen. Daher gehört zum Entschluss, aufzuhören, die Reflexion von persönlichen Mustern. Häufig sind es soziale Situationen, in denen zur Zigarette gegriffen wird: die Raucherpause, als Gewohnheit nach dem Essen oder ganz selbstverständlich in Kombination mit Kaffee oder

SO GELINGT DER RAUCHSTOPP

Die Chance, erfolgreich mit dem Rauchen aufzuhören, erhöht sich deutlich, wenn Sie Hilfe annehmen.

Persönliche Unterstützung
Eine wichtige Grundlage kann eine professionelle Beratung oder Verhaltenstherapie sein. In diesen Programmen lernen Raucherinnen und Raucher, Auslöser für das Verlangen nach Zigaretten zu erkennen, mit Stress oder Gewohnheiten anders umzugehen und Rückfälle zu vermeiden.

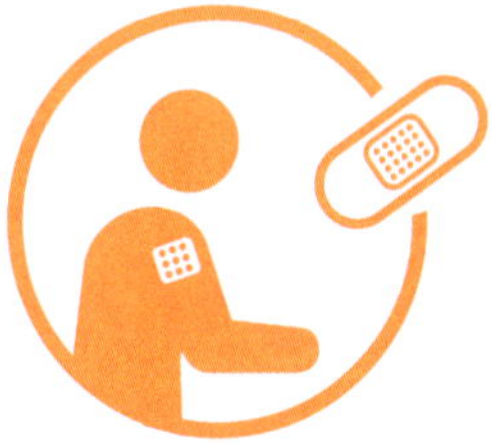

Mittel für eine Nikotinersatztherapie
Bei starken Rauchenden (mehr als 10 Zigaretten pro Tag) kann zusätzlich eine Nikotinersatztherapie helfen – etwa mit Pflastern, Kaugummis, Lutschtabletten oder Sprays. Diese Produkte geben dem Körper reines Nikotin, aber ohne die giftigen Verbrennungsstoffe des Tabaks. So werden Entzugssymptome und Rauchverlangen abgeschwächt. Besonders wirksam ist die Kombination mehrerer Darreichungsformen.

Medikamente mit ärztlicher Begleitung
Auch bestimmte Medikamente können den Ausstieg unterstützen. Am besten untersucht ist das Medikament Vareniclin, das im Gehirn an dieselben Rezeptoren bindet wie Nikotin und dadurch das Verlangen dämpft. Allerdings rauchen 80 Prozent der Raucher trotz optimalem Einsatz von Vareniclin nach einem Jahr weiter. Das ebenfalls wirksame Medikament Bupropion kann zusätzlich helfen, Entzugserscheinungen zu mildern. Beide Präparate sollten allerdings ärztlich verschrieben und überwacht werden.

Alkohol. Häufig genannt werden auch gefühlter Stress oder das genaue Gegenteil, nämlich Wartezeiten, Leerlauf oder Langeweile. Diese Reflexion ist sehr wichtig, um die ganz persönlichen Risikosituationen zu vermeiden – und um zu überlegen, wie man in diesen Situationen seine Bedürfnisse gesünder befriedigen kann. Denkbare Beispiele wären ein Glas Wasser, eine Tasse Tee oder ein besonders zelebrierter Espresso, außerdem vielleicht ein kleiner Spaziergang mit bewusstem Durchatmen, was aufgrund der Bewegung sogar doppelt positiv ist. Für manchen funktioniert es, Mund und Hände zu beschäftigen, etwa mit zuckerfreiem Kaugummi, Stift, Stressball oder einem simplen Zahnstocher.

Was nicht verschwiegen werden darf: Rückfälle sind leider häufig. Es ist wichtig, das im Blick zu haben, denn ein Rückfall ist kein Versagen, sondern natürlicher und häufiger Teil des Prozesses. Begreifen Sie eine solche Situation als Chance, zu überlegen, warum wieder geraucht wurde, und lernen Sie daraus. Viele Raucher schaffen den Absprung erst nach mehreren Versuchen. Ebenso wichtig: Zur Reflexion gehört unbedingt, sich jeden Fortschritt vor Augen zu führen und persönlich zu feiern! Beispiel: Das Geld, das man sonst für Zigaretten ausgegeben hätte, gezielt für etwas Schönes auszugeben oder für eine größere Anschaffung zu sparen.

Die Leitlinien der Deutschen Gesellschaft für Suchtforschung und Suchttherapie (DG-Sucht) und internationale Studien beschreiben, dass die Kombination aus Verhaltenstherapie und Nikotinersatz oder Medikamenten die langfristige Abstinenzrate um das Drei- bis Vierfache erhöht. Wer sich also professionell begleiten lässt und gleichzeitig medikamentöse Unterstützung nutzt, hat die besten Chancen, dauerhaft rauchfrei zu bleiben (siehe Seite 151).

Digitale Angebote – etwa Apps, Online-Programme oder Telefonberatungen – können möglicherweise zusätzlich motivieren und begleiten. Sie sind besonders hilfreich, wenn sie mit persönlicher Unterstützung kombiniert werden. Leider fehlen belastbare Belege einer Wirksamkeit für die unzähligen angebotenen Apps. Studien des Deutschen Krebsforschungszentrums und der britischen Gesundheitsbehörden zeigen, dass digitale Programme allein weniger wirksam sind, aber vielleicht in Kombination mit professioneller Beratung die Erfolgsaussichten weiter steigern können. Sie können auch „aus eigener Kraft" aufhören, brauchen dafür aber eine erhebliche intrinsische Motivation und ein ordentliches Durchhaltevermögen. Laut Beobachtungsstudien schaffen es nur etwa 3 bis 5 Prozent aller Raucher, dauerhaft rauchfrei zu bleiben, wenn sie ohne

Unterstützung aufhören. Mit professioneller Unterstützung können die Chancen dagegen auf 20 bis 35 Prozent steigen. Fragen Sie Ihren Arzt, in der Apotheke oder bei der Krankenkasse nach Angeboten. Achten Sie darauf, dass das Programm folgende Merkmale aufweist: regelmäßige Beratungstermine und einen klaren Plan für den Rauchstopp, ein realistisches Datum, Strategien zum Umgang mit Rückfällen, Möglichkeiten, Entzugssymptome zu überwachen. Seien Sie wachsam bei Angeboten, die schnelle „Wunderlösungen" versprechen, hohe Kosten ohne transparente Struktur haben oder keine qualifizierten Fachpersonen einsetzen.

E-Zigaretten: Ein kontroverses Thema

Der chinesische Apotheker Hon Lik erfand 2003 die E-Zigarette, weil sein Vater an den Folgen des Rauchens gestorben war, und, um selbst mit dem Rauchen aufzuhören. 2004 kam das erste Modell auf den Markt und verbreitete sich weltweit in rasender Geschwindigkeit. In den folgenden Jahren entstanden viele Varianten – von einfachen Nachfüllsystemen bis zu modernen, individuell einstellbaren Geräten. Hon Lik schaffte es aber offensichtlich selbst nicht, sein Ziel zu erreichen, Berichten zufolge wurde er zum „dual user" von Zigaretten und „vaping".

DAMPF STATT GLUT: E-Zigaretten funktionieren, indem sie eine Flüssigkeit – das sogenannte E-Liquid – erhitzen und dabei einen Dampf erzeugen, der inhaliert wird. Im Gegensatz zur Tabakzigarette findet keine Verbrennung statt. Das Gerät besteht aus einer Batterie, einem Verdampfer (Heizelement) und einem Tank, der das Liquid enthält. Das E-Liquid besteht meist aus Propylenglykol, Glycerin, Aromen und oft Nikotin.

Wenn der Nutzer an seiner E-Zigarette zieht, wird das Heizelement aktiviert, das Liquid verdampft und der entstehende Aerosolnebel wird eingeatmet, das nennt man „vaping". So gelangt das Nikotin – ähnlich wie beim Rauchen – über die Lunge ins Blut, aber ohne Teer und viele der giftigen Verbrennungsstoffe des Tabakrauchs. Der

Verkauf von E-Zigaretten in Deutschland hat in den letzten Jahren dramatisch zugenommen. Bereits 2019 hatte sich der Umsatz im Vergleich zu früheren Jahren mehr als verdreifacht. 2022 lag der Umsatz bei etwa 600 Millionen Euro. 2025 hat der Umsatz Schätzungen nach rund 2,4 Milliarden Euro erreicht. Parallel stieg die Nutzerquote insbesondere unter Jugendlichen.

Interessant wird es, wenn man E-Zigaretten nicht einfach nur als Ersatz begreift, sondern sogar als Möglichkeit, ganz mit dem Rauchen aufzuhören. So werden Vapes seit einigen Jahren intensiv als mögliche Unterstützung beim Rauchstopp diskutiert – mit durchaus kontroversen Argumenten auf beiden Seiten. Befürworter sehen in ihnen ein wirksames Hilfsmittel, um Rauchern den Ausstieg zu erleichtern, während Kritiker vor gesundheitlichen Risiken, fehlender Langzeitsicherheit und möglicher neuer Abhängigkeit warnen.

Ein zentrales Argument für den Einsatz von E-Zigaretten beim Rauchstopp ist, dass sie Nikotin in einer Form liefern, die deutlich weniger Schadstoffe enthält als herkömmlicher Tabakrauch. Beim Verdampfen von E-Liquids werden keine Verbrennungsprodukte wie Teer oder Kohlenmonoxid freigesetzt – genau jene Stoffe, die maßgeblich für Herz-Kreislauf-Erkrankungen, Krebs und Lungenschäden verantwortlich sind. Studien, unter anderem von der britischen Gesundheitsbehörde Public Health England, kommen zu dem Schluss, dass E-Zigaretten wahrscheinlich rund 95 Prozent weniger schädlich sind als Tabakzigaretten.

Noch interessanter: Einige randomisierte kontrollierte Studien zeigen, dass E-Zigaretten Rauchern beim Aufhören mit klassischen Zigaretten helfen können. In einer Studie von 2019 waren nach einem Jahr etwa 18 Prozent der Teilnehmenden, die E-Zigaretten nutzten, frei von normalen Zigaretten, verglichen mit rund 9 Prozent in der Gruppe mit klassischen Nikotinersatzpräparaten. E-Zigaretten bieten zudem ein realistisches „Ritualersatzgefühl“. Sie imitieren das Rauchverhalten, die Handbewegungen und den Rauchvorgang. Für langjährige Raucher, denen herkömmliche Entwöhnungsmethoden nicht helfen, können E-Zigaretten also ein möglicher Zwischenschritt auf dem Weg in die komplette Abstinenz sein.

Demgegenüber stehen allerdings gewichtige Argumente gegen eine Empfehlung von E-Zigaretten als Hilfsmittel zum Rauchstopp. Ein Hauptproblem ist, dass E-Zigaretten weiterhin Nikotin enthalten – eine stark suchterzeugende Substanz, die das Gehirn und das Herz-Kreislauf-System belastet. Wer E-Zigaretten nutzt, bleibt daher meist nikotinabhängig. Zudem ist noch nicht vollständig geklärt, welche gesundheitlichen Risiken langfristig mit dem Inhalieren von Aerosolen und Zusatzstoffen verbunden sind. Zwar sind die Schadstoffmengen geringer als im Tabakrauch, doch Analysen haben gezeigt, dass E-Liquids und ihre Dämpfe Substanzen wie Formaldehyd, Schwermetalle oder ultrafeine Partikel enthalten können, die Gefäße und Lunge reizen. Es fehlen noch Langzeitdaten, um beurteilen zu können, ob diese Belastungen das Risiko für Herz- oder Lungenerkrankungen langfristig erhöhen. Ein weiterer Kritikpunkt ist, dass E-Zigaretten bei manchen Nutzern nicht als Ausstiegshilfe, sondern als Dauerersatz enden – oder sogar zu einem „Doppelkonsum" führen, bei dem weiterhin auch herkömmliche Zigaretten geraucht werden. Hinzu kommen Beobachtungen, dass E-Zigaretten besonders für Jugendliche einen Einstieg in den Nikotinkonsum darstellen.

Zusammenfassend lässt sich sagen: E-Zigaretten können Rauchern helfen, sind jedoch kein harmloses Produkt und keine ideale Lösung. Medizinische Leitlinien empfehlen sie derzeit allenfalls als zweite Wahl, wenn bewährte Methoden wie Verhaltenstherapie oder Nikotinersatzpräparate nicht ausreichen. Wer sie als Übergangshilfe nutzt, sollte unbedingt das Ziel im Blick behalten, ganz auf Nikotin zu verzichten.

Ihre arterien-gesunde Zukunft!

Gesunde Blutgefäße sind der Schlüssel zu gesunden Organen und für alle Körperprozesse von Bedeutung. Verschiedene Werte sollten beachtet werden.

Die bisherigen Ausführungen zeigen es: Cholesterin und Gefäße sind relevante Gesundheitsthemen. Arterielle Gesundheit ist wichtig für unseren Gesamtorganismus. Wir können mit gesunden Gefäßen nicht nur die Risiken für Herzinfarkt und Schlaganfall reduzieren, sondern wir profitieren buchstäblich von Kopf bis Fuß. Angefangen bei der Netzhaut unserer Augen über Gehirn, Leber und Nieren bis hin zur Durchblutung unserer Zehen sind gesunde Gefäße wichtig. Die entscheidenden Risikofaktoren für kranke Gefäße sind einfach zu erkennen – ein großer Vorteil gegenüber anderen Krankheiten, für die es keine bekannten frühen Warnsignale gibt. Im Unterschied zu anderen Risiken im Leben können wir Gefäßrisiken relativ einfach und wirkungsvoll reduzieren. Es fällt uns häufig schwer, Risiken gegeneinander abzuwägen. Wir beschäftigen uns beispielsweise im Sinne unserer Gesundheit bei Gebäuden sehr aufwendig mit Themen wie Asbest, Brandschutz, Schimmel oder Erdbebensicherheit. Das ist alles zweifelsohne wichtig, doch die Wahrscheinlichkeit, durch einen dieser Faktoren Schaden zu erleiden, ist erheblich kleiner, als das Risiko der häufigen Krankheiten, die durch hohes Cholesterin oder Bluthochdruck verursacht werden.

Daher wäre es sinnvoll, einen Teil des Aufwands, der in Bereiche mit erheblich niedrigeren Schadenswahrscheinlichkeiten geht, in die Vorsorge und Behandlung unserer Gefäßgesundheit zu investieren. Evidenzbasierte und machbare Vorschläge an die Politik vonseiten vieler Fachgesellschaften (wie zum Beispiel der Deutschen Gesellschaft für Kardiologie, DGK) liegen übrigens auf dem Tisch. Komponenten sind beispielsweise allgemeine Maßnahmen gegen das Rauchen, die Förderung von Bewegung für Kinder und Jugendliche, ein Cholesterinscreening im Kindesalter, um endlich die Familien mit Familiärer Hypercholesterinämie rechtzeitig zu identifizieren, oder eine regelmäßige Kontrolle des Blutdrucks bei Erwachsenen. Hier haben wir auf vielen Ebenen große Möglichkeiten, mehr für einen wichtigen Bereich unserer Gesundheit zu tun.

Kennen Sie Ihre Werte

Für Rauchen und Bewegung brauchen wir keine speziellen Laborwerte. Die Werte, die wir für unsere Gefäßgesundheit kennen sollten, sind vor allem unser Körpergewicht, unser LDL-Cholesterin und unser Blutdruck. Ab dem Erwachsenenalter können wir zusätzlich durch Messung des Blutzuckerlangzeitwertes HbA1c einen Diabetes ausschließen. Bei Personen mit erhöhtem Cholesterin ist es besonders wichtig, Blutdruck und Blutzucker überprüfen zu lassen, weil diese drei Faktoren eng miteinander verbunden sind und gemeinsam das Risiko für Gefäßschäden und Herz-Kreislauf-Erkrankungen

IHRE WERTE IM BLICK

WAS	WANN/WIE OFT	ZU BEACHTEN
KÖRPERGEWICHT	Wiegen bei Normalgewicht: 1 x pro Monat	
– beim Abnehmen	Wiegen: täglich	Tägliches Wiegen hilft nachweislich beim Abnehmen.
LIPIDPROFIL	1 x im jungen Lebensalter, wenn die Werte nicht erhöht sind, Kontrolle alle drei bis fünf Jahre	Werte erfassen bei Check-up ab 30 Jahre, beim Hausarzt oder beim Betriebsarzt
– mit Risiko	1 x jährlich	Als Risiko gilt zum Beispiel: Bluthochdruck, Diabetes oder Rauchen.
LIPOPROTEIN(a)	1 x im Leben	Ein erhöhtes Lp(a) ist genetisch bedingt, daher muss es nur einmal erfasst werden.
BLUTDRUCK	1 x pro Jahr	Beim Haus- oder Betriebsarzt
– mit Diagnose Bluthochdruck bei stabiler Einstellung	1–2 x pro Woche	Werte aufschreiben und zum Arzt mitbringen
– wenn Einstellung noch nicht erreicht	4 x täglich (morgens, mittags, abends, zur Nacht) an vier Tagen	Werte unbedingt aufschreiben und zum Arzt mitbringen
BLUTZUCKER-LANGZEITWERT, (HBA1C-WERT)	Bei Menschen ohne Diabetes mellitus: alle ein bis drei Jahre	Bei Übergewicht, Bluthochdruck, Fettwechselstörung

deutlich erhöhen. Studien zeigen sogar ein zwei- bis dreifach erhöhtes Risiko bei deren Kombination gegenüber keinem Risikofaktor. Die kombinierte Wirkung der drei Faktoren ist dabei größer als die Summe der Einzelwirkungen. Hohe Cholesterinwerte führen zur Ablagerung von Fett in den Arterien und Entstehung von Arteriosklerose. Kommt zusätzlich Bluthochdruck hinzu, übt der erhöhte Druck auf die Gefäßwände weiteren Stress aus, wodurch Schäden schneller entstehen und sich Plaques leichter bilden oder aufreißen können. Ebenso kann ein erhöhter Blutzucker, wie bei Diabetes, die Gefäßwände schädigen, Entzündungen fördern und die Arteriosklerose beschleunigen.

DIE GUTE NACHRICHT IST: Werden ungünstige Werte bei Blutdruck und Blutzucker rechtzeitig erkannt und behandelt, lassen sich diese schädigenden Effekte deutlich reduzieren, die Arterien bleiben elastischer und das Herz wird entlastet. Maßnahmen wie gezielte Lebensstiländerungen – gesunde Ernährung, regelmäßige Bewegung, Gewichtsmanagement – und gegebenenfalls Medikamente können sowohl den Blutdruck als auch den Blutzucker stabilisieren und dadurch die Gefäßgesundheit unterstützen.

Menschen mit Diabetes profitieren besonders von einer Cholesterinsenkung, weil hohe Cholesterinwerte das Risiko für Arteriosklerose und Herz-Kreislauf-Erkrankungen deutlich erhöhen, was bei Diabetes ohnehin schon der Fall ist. Auf diese Weise wirkt ein integriertes Vorgehen gleichzeitig auf mehrere Risikofaktoren, schützt die Arterien und senkt das Risiko für Herzinfarkt, Schlaganfall und andere Herz-Kreislauf-Erkrankungen.

Sehr nützlich ist ein Ordner für alle medizinischen Befunde, nicht nur die auffälligen, sondern auch für die normalen Werte. Lassen Sie sich immer Ihre Untersuchungsergebnisse geben. Wenn Sie medizinischen Kontakt haben, nehmen Sie Ihren Gesundheitsordner unbedingt mit. Das spart Zeit und unnötige Doppeluntersuchungen und es wird weniger übersehen. Ganz wichtig wird dies, wenn Sie Medikamente benötigen. Auch hier: Übernehmen Sie für sich selbst Verantwortung. Kennen Sie Ihre Tabletten mit Namen. Informieren Sie sich, wofür die Tabletten wichtig sind. Das ist ein entscheidender Schritt für eine regelmäßige Einnahme und eine gute Wirkung.

Auf die Frage, wie häufig Sie Ihre Werte messen sollten, gibt es keine allgemeingültigen Antworten, es hängt von der individuellen Situation ab und muss mit Ihrem Arzt besprochen werden. Einige allgemeine Hinweise lassen sich jedoch geben. Um das Körpergewicht zu kontrollieren, reicht es für gesunde Erwachsene ohne Gewichtsprobleme aus, sich einmal pro Woche zu wiegen. So lassen sich langfristige Veränderungen erkennen, ohne dass man sich von täglichen Schwankungen verunsichern lässt. Am genauesten ist es, wenn man sich immer zur gleichen Zeit wiegt, am besten morgens nach dem Aufstehen und vor dem Frühstück. Anders ist es, wenn man abnehmen möchte. Für Personen, die ihr Gewicht reduzieren möchten, haben Studien gezeigt, dass tägliches Wiegen die Bemühungen zur Gewichtsreduktion wirksam unterstützt. Dies erinnert an die Vorsätze und hilft, den Fortschritt im Blick zu behalten.

Bei bestimmten gesundheitlichen Problemen, etwa bei Herzschwäche oder Nierenerkrankungen, ist tägliches Wiegen empfohlen, um Wassereinlagerungen frühzeitig zu erkennen. In solchen Fällen sollte die Gewichtskontrolle mit dem Arzt besprochen werden. Betroffene Patienten sollten ihr Gewicht täglich aufschreiben. Eine Gewichtszunahme bei einem Patienten mit Herzschwäche hat selten etwas mit dem Essen zu tun, sondern ist ein Alarmsignal für eine Wassereinlagerung, die sogenannte kardiale Dekompensation. In diesem Fall sollten Sie unbedingt sofort zum Arzt gehen, um gegebenenfalls mit Medikamenten gegenzusteuern und einen Krankenhausaufenthalt zu verhindern. Um die Blutfette zu kontrollieren, reicht es bei gesunden Erwachsenen mit normalen Lipidwerten und ohne Vorerkrankungen in der Regel aus, alle fünf Jahre ein Lipidprofil (Gesamtcholesterin, LDL-C, HDL-C und Triglyceride) erstellen und überprüfen zu lassen. Die Beurteilung des Risikos richtet sich dabei nach dem LDL-Cholesterin, vor allem diesen Wert sollte man daher kennen.

CHECK-UP NUTZEN: Ab dem 35. Lebensjahr wird in Deutschland im Rahmen des „Check-up-35“ eine Blutuntersuchung empfohlen, bei der auch die Cholesterinwerte bestimmt werden. Bei Menschen unter 35 Jahren ist eine Messung zu empfehlen, wenn familiäre Risikofaktoren bestehen, etwa wenn Eltern oder Geschwister frühzeitig Herz-Kreislauf-Erkrankungen entwickelt oder sehr hohe Blutfette haben.

Wünschenswert wäre eine möglichst frühe erste Cholesterinmessung immer dann, wenn aus einem anderen Grund Blut abgenommen wird, beispielsweise beim Betriebsarzt oder der Frauenärztin. Menschen mit erhöhtem Risiko – zum Beispiel bei Bluthochdruck, Diabetes oder Rauchen – sollten ihre Cholesterinwerte einmal jährlich kontrollieren lassen. Gleiches gilt für Personen, die bereits erhöhte Werte haben oder Medikamente zur Cholesterinsenkung einnehmen. In Phasen, in denen neue Medikamente zur Cholesterinsenkung eingesetzt oder die Medikamente geändert werden, sind häufigere Kontrollen sinnvoll, solange, bis die gewünschte Einstellung erreicht ist.

Eine Besonderheit ist das Lipoprotein(a) (siehe Seite 28). Lp(a) ist im Wesentlichen genetisch determiniert. Daher lautet die Empfehlung, diesen Wert bei jedem einmal im Leben zu messen. Wenn der Wert nicht erhöht ist, liegt dieser Risikofaktor nicht vor und muss nie wieder kontrolliert werden. Bei einem erhöhten Wert sollte die Konsequenz eine optimale Behandlung aller Risikofaktoren, eine optimale Cholesterinsenkung und ein Familienscreening sein. Besonders sinnvoll ist die Messung, wenn es atherosklerotische Ereignisse in der Familie gibt oder Angehörige hohes Lp(a) haben. Bei Frauen steigt Lp(a) nach der Menopause etwas an, das kann bei grenzwertigen Werten vor der Menopause ein Grund für eine zweite Messung sein. Aktuell werden Medikamente zur Lp(a)-Senkung entwickelt (siehe Seite 123). Sollten diese verfügbar werden, müssten Personen mit einer solchen Behandlung den Wert häufiger kontrollieren lassen.

Weitere wichtige Werte: Blutdruck und Diabetes

Der Blutdruck ist einer der wichtigsten Werte und kann viele Hinweise auf gesundheitliche Probleme geben. Wie häufig man ihn messen sollte, hängt vor allem von drei Faktoren ab: Alter, allgemeiner Gesundheitszustand und individuelles Risiko für Herz-Kreislauf-Erkrankungen. Bei gesunden Erwachsenen ohne bekannte Vorerkrankungen reicht es aus, den Blutdruck einmal pro Jahr beim Hausarzt kontrollieren zu lassen. Ab dem mittleren Lebensalter oder bei familiärer Vorbelastung für Bluthochdruck ist es sinnvoll, häufiger zu messen.

BLUTDRUCK RICHTIG MESSEN

Einige Regeln helfen dabei, dass die Werte Ihres Blutdrucks richtig gemessen werden.

- Bevor Sie mit der Selbstmessung beginnen, sollte eine Fachkraft den Blutdruck an beiden Armen messen. Weichen die Werte um mehr als 10 mmHg voneinander ab, messen Sie stets an dem Arm mit dem höheren Blutdruck. Optimal ist ein oberer Wert (systolischer Blutdruck) von 120 – 130 mmHg.
- Ruhig sitzen. Setzen Sie sich zur Messung bequem und aufrecht, die Beine nebeneinander auf dem Boden. Messen Sie erst nach mindestens fünf Minuten Ruhepause. Nicht während des Essens und beim Fernsehen messen – auch nicht nebenbei unterhalten! Dicke Kleidung ausziehen, nicht hochkrempeln.
- In Herzhöhe messen. Bei Oberarmgeräten liegt die Manschette automatisch richtig, bei Handgelenkgeräten müssen Sie Ihren Arm korrekt anwinkeln.
- Manschette anlegen. Bei Oberarmgeräten den unteren Rand der Manschette zwei Querfinger oberhalb der Ellenbeuge positionieren, der aufblasbare Teil sollte sich an der Innenseite des Oberarms befinden. Nicht zu straff ziehen, Sie sollten einen Finger unter die verschlossene Manschette schieben können.
- Messung wiederholen. Wiederholen Sie die Messung am besten noch zweimal nach etwa zwei Minuten und nehmen Sie den Durchschnittswert von der zweiten und der dritten Messung. Denn der erste Wert ist oft besonders hoch.
- Wann messen? Messen Sie möglichst immer zur selben Zeit, ideal ist morgens vor dem Essen und vor der Medikamenteneinnahme, so erhalten Sie einen für den Arzt gut zu interpretierenden Ist-Wert Ihres Blutdrucks.
- Wie oft messen? Messen Sie täglich, morgens und abends, wenn die Schwere des Hochdrucks ermittelt werden soll, die Therapie gerade beginnt oder wenn die Einstellung der Medikamente unbefriedigend ist. Bei stabilen Werten genügt es, zwei- bis dreimal in der Woche morgens zu messen oder einmal im Monat eine „Messwoche" einzulegen.
- Werte dokumentieren. Notieren Sie die Ergebnisse in Ihrem Blutdruckpass oder einem selbst angelegten Blutdruck-Tagebuch, um sie zu vergleichen und mit Ihrem Arzt besprechen zu können. Sie können die Daten auch digital abspeichern.

Wer bereits an Bluthochdruck leidet oder Risikofaktoren wie Diabetes oder einen hohen Cholesterinspiegel hat, sollte den Blutdruck regelmäßig selbst zu Hause überprüfen, am besten ein- bis zweimal pro Woche. Bei neu eingestellter medikamentöser Therapie oder schwankenden Werten kann vorübergehend eine tägliche Kontrolle morgens und abends sinnvoll sein.

Es ist wichtig, sich in Bezug auf die Häufigkeit der Blutdruckmessungen nicht verrückt zu machen, aber trotzdem die notwendige Sorgfalt walten zu lassen. Ich empfehle meinen Patienten, die einen gut und stabil eingestellten Blutdruck haben, daher häufig meine „4-4-4"-Methode: Messen Sie alle vier Monate (zweckmäßigerweise in den Wochen vor dem Arzttermin) an vier aufeinanderfolgenden Tagen zu vier Zeitpunkten (morgens-mittags-abends-zur Nacht) Ihren Blutdruck, schreiben Sie diese Werte unbedingt auf und bringen Sie sie zur gemeinsamen Besprechung mit zum Termin. An den anderen Tagen kann das Blutdruckmessgerät in der Schublade bleiben. Diese Methode erlaubt einen guten Überblick bei moderatem Aufwand.

Neben dem Blutdruck ist der sogenannte Blutzuckerlangzeitwert HbA1c wichtig, da er der Indikator für Diabetes ist. Der HbA1c-Wert zeigt an, wie hoch der durchschnittliche Blutzuckerspiegel in den letzten acht bis zwölf Wochen war.

WIE OFT MESSEN? Wie häufig man den HbA1c-Wert messen sollte, hängt davon ab, ob ein Diabetes besteht, ein erhöhtes Risiko dafür vorliegt oder ob die Werte im Normalbereich sind. Bei gesunden Menschen ist eine regelmäßige HbA1c-Messung nicht notwendig. Sie kann jedoch sinnvoll sein, wenn Risikofaktoren wie Übergewicht, Bluthochdruck, Fettstoffwechselstörungen oder eine familiäre Vorbelastung für Diabetes bestehen. Dann kann der Hausarzt alle ein bis drei Jahre eine Kontrolle als Vorsorge empfehlen.

HbA1c steht für „Hämoglobin A1c". Dabei ist Hämoglobin (Hb) der rote Blutfarbstoff in den roten Blutkörperchen, der Sauerstoff transportiert. Der Zusatz A1c bezeichnet die Unterform des Hämoglobins, an die sich Zuckermoleküle (Glukose) anlagern können. Der HbA1c-Wert zeigt also, wie stark das Hämoglobin „verzuckert" ist, und dient deshalb als wichtiger Langzeitwert zur Beurteilung der Blutzuckereinstellung bei Diabetes. Ein Wert unter 5,7 Prozent gilt als normal, Werte zwischen 5,7 und 6,4 Prozent deuten auf eine erhöhte Diabetesgefährdung, also einen sogenannten Prädiabetes, hin. Ab einem HbA1c-Wert von 6,5 Prozent oder höher spricht man von einem Diabetes mellitus. Bei älteren Menschen werden höhere Zielwerte akzeptiert, insbesondere, wenn ein zu niedriger Blutzucker gesundheitliche Risiken bergen würde. Während bei jüngeren Menschen mit Diabetes meist ein HbA1c-Zielwert unter 7 Prozent angestrebt wird, gilt bei älteren Personen in der Regel ein Zielwert unter 8 Prozent als angemessen, um eine gute Balance zwischen Stoffwechselkontrolle und Lebensqualität zu erreichen.

Bei Menschen mit bereits bekanntem Diabetes ist die HbA1c-Messung ein zentraler Bestandteil der Verlaufskontrolle. Bei gut eingestelltem Diabetes ohne Therapieänderung sollte der HbA1c-Wert etwa alle drei bis sechs Monate überprüft werden. Wenn die Therapie neu begonnen oder angepasst wird, kann eine häufigere Kontrolle, zum Beispiel alle sechs bis acht Wochen, sinnvoll sein, um den Behandlungserfolg zu beurteilen und die Einstellung gegebenenfalls zu optimieren. Die Blutentnahme für den HbA1c-Wert kann unabhängig von der Nahrungsaufnahme erfolgen, da kurzfristige Schwankungen des Blutzuckers den Wert nicht beeinflussen. Diabetes und erhöhte Cholesterinwerte sind in Kombination besonders gefährlich, weil beide Erkrankungen die Blutgefäße schädigen. Die Chance liegt darin, diese Risikofaktoren immer gemeinsam anzugehen.

Stellschrauben drehen und Check-up wahrnehmen

Wenn es bei der Blutzucker- oder Cholesterineinstellung „hakt", also die Werte nicht im gewünschten Bereich liegen, gibt es verschiedene Stellschrauben, an denen man drehen kann. Die wichtigsten sind regelmäßige Bewegung, Gewichtsmanagement, eine angepasste Ernährung, Stressreduktion und – wenn nötig – eine Anpassung der medikamentösen Therapie. Oft hilft es schon, den Zuckerkonsum zu reduzieren, auf ballaststoffreiche Kost mit viel Gemüse und Vollkornprodukten zu achten und gegebenenfalls Alkohol zu reduzieren (siehe Seite 77). Regelmäßige körperliche Aktivität verbessert sowohl den Blutzucker- als auch den Fettstoffwechsel. Auch ausreichender

Schlaf und Rauchstopp wirken sich positiv aus. Wenn trotz dieser Maßnahmen die Werte nicht besser werden, sollte die Behandlung gemeinsam mit der Ärztin oder dem Arzt überprüft werden, es gibt für die allermeisten Konstellationen eine gute Lösung.

Außerdem sehr wichtig: Nehmen Sie die regelmäßigen Check-up-Untersuchungen bei den Hausärztinnen und Hausärzten wahr. Der Check-up umfasst neben einer Anamnese und körperlichen Untersuchung die Messung von Blutdruck, Gewicht, Blutzucker (ggf. HbA1c) und Lipidprofil (Cholesterin, LDL, HDL, Triglyceride) sowie Urinuntersuchungen. Zudem wird der Impfstatus erfasst und ggf. eine ärztliche Beratung zu Lebensstilmaßnahmen wie Ernährung, Bewegung oder Rauchstopp angeboten.

Vergessen Sie nicht, das Leben zu genießen!

Prävention ist oft medizinischer Natur, doch nicht ausschließlich. Mindestens so wichtig ist eine optimistische Lebenseinstellung.

Sie haben in diesem Buch viel über medizinische Fakten und ihren Einfluss auf Ihre arterielle Gesundheit und Ihre Cholesterinwerte erfahren. Doch Medizin ist nicht alles, und das beweist mittlerweile sogar die wissenschaftliche Forschung, deren Datenlage in zunehmendem Maße nahelegt, dass sowohl ein optimistischer Lebensstil als auch soziale Kontakte mit einer besseren kardiovaskulären Gesundheit zusammenhängen.

Diese Botschaft ist wichtiger als sie zunächst klingen mag, bedeutet sie doch, dass Sie selbst jeden Tag auch ohne Hilfe von Ärzten und Medizin in der Hand haben, gesund zu bleiben oder gesünder zu werden. Über einen Bestandteil dieser Möglichkeit haben Sie mit den Themen Bewegung und Ernährung bereits einiges erfahren. Mindestens genauso wichtig sind jedoch die sozialen Aspekte unseres Lebens. Analog zum bekannten Spruch „An apple a day keeps the doctor away" gilt auch: „A smile a day keeps the doctor away."

Wie Optimismus und Lachen Ihrer Gesundheit helfen

Der Mensch ist ein Gesamtkunstwerk. Wir haben viele Möglichkeiten jenseits von Medikamenten, Herz- und Kreislauf-Risiken zu reduzieren. Große Beobachtungsstudien zeigen, dass ein optimistisches Lebens- beziehungsweise Einstellungsmuster mit einem niedrigeren Risiko für Herz-Kreislauf-Erkrankungen verbunden ist. In einer Metaanalyse mit über 200 000 Teilnehmenden, über im Mittel etwa 14 Jahre, lag das relative Risiko für kardiovaskuläre Ereignisse bei Personen mit hoher Optimismusausprägung etwa 35 Prozent niedriger. In einer Längsschnittstudie über eine Zeitspanne von zehn Jahren mit über 3 000 Teilnehmenden wurde gezeigt, dass Optimismus nachweisbar mit besserer kardiovaskulärer Gesundheit (gemessen an Blutdruck, Lipiden, BMI, Diabetesstatus, Rauchen) zusammenhing.

Es mag Sie überraschen: Aber auch zum Thema Lachen und Herz-Kreislauf-Gesundheit gibt es spannende Befunde. Eine japanische Querschnittstudie fand heraus, dass eine höhere tägliche Häufigkeit des herzhaften Lachens mit einer geringeren Häufigkeit von Herz-Kreislauf-Erkrankungen verbunden war. Warum das so ist? Nun, weitere Untersuchungen zeigen, dass Lachen die Funktion des Endothels verbessern kann. So führt Lachen zur Ausschüttung von Endorphinen und zur Freisetzung des positiven Stickstoffmonoxids (NO), welches hilft, die Gefäße zu weiten. Beobachtungsstudien zeigten, dass eine höhere Häufigkeit von herzhaftem Lachen mit einem geringeren Risiko für kardiovaskuläre Erkrankungen und mit längerer Lebenserwartung verbunden war. Die Mechanismen sind noch nicht vollständig geklärt, es wird jedoch angenommen, dass optimistische und fröhliche Menschen tendenziell gesünder leben, also beispielsweise aktiver sind, weniger rauchen und besser mit Stress umgehen sowie eine bessere Endothelfunktion und geringere Stressreaktionen haben.

Soziale Kontakte halten gesund

Menschen mit stabilen unterstützenden sozialen Beziehungen haben ein geringeres Risiko für kardiovaskuläre Ereignisse. Die Bedeutung sozialer Einbindung beziehungsweise das Fehlen eben jener ist dabei vergleichbar mit klassischen Risikofaktoren wie Rauchen, Bluthochdruck oder Bewegungsmangel. Eine der bekanntesten Analysen stammt aus einer Metastudie (Holt-Lunstad und Kolleginnen), die Beobachtungsdaten von über 300 000 Teilnehmenden zusammenfasste. Diese zeigte, dass Personen mit guten sozialen Beziehungen eine um etwa 50 Prozent höhere Überlebenswahrscheinlichkeit hatten als Menschen mit sozialer Isolation. Der Effekt blieb auch dann bestehen, wenn andere Gesundheitsfaktoren wie Alter, Geschlecht, Lebensstil oder Vorerkrankungen berücksichtigt wurden. In weiteren Untersuchungen konnte gezeigt werden, dass umgekehrt soziale Isolation und Einsamkeit mit einem deutlich erhöhten Risiko für koronare Herzerkrankungen und Schlaganfälle verbunden sind.

Mechanistisch lassen sich diese Zusammenhänge durch verschiedene Faktoren erklären. Soziale Isolation führt häufig zu chronischem Stress, einer vermehrten Aktivierung der Hypothalamus-Hypophysen-Nebennierenrinden-Achse und einer erhöhten Ausschüttung von Stresshormonen wie Cortisol und Adrenalin. Diese hormonellen Veränderungen können langfristig den Blutdruck erhöhen, die Gefäßinnenwände schädigen und entzündliche Prozesse fördern. Studien legen außerdem offen, dass einsame Menschen häufiger ungesunde Verhaltensweisen annehmen, etwa weniger Bewegung, mehr Rauchen oder höheren Alkoholkonsum. Umgekehrt fördern enge soziale Bindungen positive Gesundheitsverhaltensweisen. Auch experimentelle und klinische Befunde stützen diese Assoziationen. Untersuchungen zur Herzfrequenzvariabilität – einem Marker für die Balance zwischen Sympathikus und Parasympathikus – zeigen, dass Menschen mit stabilen sozialen Netzwerken eine höhere Variabilität und damit eine bessere Herzregulation aufweisen.

Soziale Bindungen entfalten ihre positive Wirkung sowohl über biologische als auch über psychologische und verhaltensbezogene Mechanismen. Daher ist es neben medizinischer Betreuung wichtig, soziale Unterstützung zu fördern, beispielsweise Gruppentherapien, Selbsthilfegruppen oder gemeinschaftsorientierte Lebensprogramme. All das zeigt in kleineren Studien bereits positive Effekte auf Blutdruck, Stresshormone und Lebensqualität. Eine Förderung und eine

„Investition“ in unsere sozialen Beziehungen stellt damit einen wichtigen Bestandteil einer ganzheitlichen Herz-Kreislauf-Prävention dar. Dass Einsamkeit ein relevanter Aspekt für die allgemeine Gesundheit ist, dringt langsam in das Bewusstsein der gesundheitspolitischen Gremien. Das ist wichtig, denn es wird auch eine gesamtgesellschaftliche Aufgabe werden, diesen Teufelskreis zu durchbrechen.

Positive Effekte von Zärtlichkeit und Sexualität

Unser Herz gilt seit der Antike als Symbol der Liebe, weil es als Sitz der Gefühle, des Lebens und der Seele verstanden wurde. Schon in der griechischen und römischen Kultur verband man starke Emotionen wie Liebe und Leidenschaft mit Herzschlag und körperlicher Erregung. Zärtlichkeit und körperliche Berührung haben weitreichende, messbare positive Effekte auf Herz-Kreislauf, Psyche und Sozialbeziehungen. Haut-zu-Haut-Kontakt reduziert wahrgenommenen Stress, senkt Herzfrequenz und Blutdruck und fördert emotionales Wohlbefinden. Ein zugrunde liegender positiver Mechanismus ist die Aktivierung unserer neuroendokrinen Systeme und die Freisetzung von „Glückshormonen“.

HORMONELLES GLÜCK: Das Hormon Oxytocin wird bei intimem Körperkontakt, beim Stillen, bei sexueller Erregung und bei einfühlsamer sozialer Berührung freigesetzt. Erhöhte Oxytocinspiegel machen die Wahrnehmung von Berührungen angenehmer, steigern die Aktivität in Belohnungsregionen des Gehirns und dämpfen Stressreaktionen. Auch alltägliche, zärtliche Berührungen führen zu höheren endogenen Oxytocinspiegeln. So lässt sich auf molekularer Ebene erklären, wie Zärtlichkeit und körperlicher Kontakt positive Effekte auf Herz und Gefäße ausüben können.

Für sehr viele Menschen mit Herzerkrankungen ist Sexualität ein schwieriges und problembehaftetes Thema. Leider ist es auch schambehaftet, und wird daher viel zu selten angesprochen. In

Studien berichten bis zu drei Viertel der Männer mit Herzkrankheiten über Erektionsprobleme oder Orgasmusschwierigkeiten, gleichzeitig kann bei Frauen und Männern das generelle sexuelle Interesse abnehmen. Das führt in der Konsequenz oft zu Ängsten und Unsicherheit, und zwar sowohl bei den Betroffenen als auch bei den Partnern. Vor allem Erektionsprobleme treten häufig auf.

Eine Erektion ist ein komplexer, fein abgestimmter physiologischer Vorgang, bei dem Blutgefäße eine entscheidende Rolle spielen. Bei sexueller Erregung senden Nervenimpulse Signale aus dem Gehirn an die Blutgefäße im Penis. Diese Nerven setzen aus den Endothelzellen den Botenstoff Stickstoffmonoxid (NO) frei, der die glatte Muskulatur in den Schwellkörpern entspannt. Durch diese Entspannung erweitern sich die Arterien, die den Penis mit Blut versorgen, während gleichzeitig die venösen Abflusswege komprimiert werden. Es strömt also deutlich mehr Blut ein, als abfließt – der Penis versteift und wird hart. Damit dieser Mechanismus funktioniert, müssen die Arterien, die das Blut zuführen, gesund und elastisch sein. Eine endotheliale Dysfunktion und die Arteriosklerose behindern diesen Blutfluss und sind damit die häufigste Ursache einer erektilen Dysfunktion. Deshalb stellt die Erektionsfähigkeit ein frühes Warnzeichen für Herz-Kreislauf-Erkrankungen dar. Die Penisarterien sind sehr fein (1 bis 2 mm Durchmesser) und zeigen Durchblutungsstörungen oft Jahre, bevor größere Herzkranzgefäße Probleme bereiten. Die drei wirksamsten Stellschrauben für gesunde Arterien sind niedriges Cholesterin, kontrollierter Blutdruck und das Nichtrauchen. Gefäßgesundheit lohnt sich also für sehr unterschiedliche Organfunktionen!

Was Menschen mit Herzproblemen über Sex wissen sollten

Viele Betroffene und Partner haben Angst, Sex könnte für Menschen mit Herzinfarkt und Herzinsuffizienz gefährlich sein, und das stimmt in gewisser Hinsicht auch: Das relative Risiko für das Auftreten eines akuten Myokardinfarkts ist in den ersten zwei Stunden nach sexueller Aktivität ungefähr um den Faktor 2,5 erhöht, so wie es auch für alle anderen Formen einer körperlichen Anstrengung gilt. Das bedeutet, dass die Wahrscheinlichkeit in diesem kurzen Zeitfenster im

Vergleich zur eigenen „gewöhnlichen" Risikosituation zeitweilig ansteigt. Allerdings ist dieses relative Risiko auf ein extrem niedriges Ausgangsrisiko bezogen, sodass die absolute Wahrscheinlichkeit, im Zusammenhang mit Sex einen Herzinfarkt zu erleiden, extrem gering bleibt. Konkret: Bei gesunden Menschen treten etwa zwei Fälle pro eine Million Stunden sexueller Aktivität auf, bei Patienten mit koronarer Herzkrankheit etwa 20 Fälle pro eine Million Stunden. Das Risiko können Sie getrost in Kauf nehmen – Sie gewinnen ja auch nicht jede Woche im Lotto.

Ein durchschnittlicher Liebesakt entspricht etwa der Belastung von zwei Etagen Treppensteigen. Für Herzkranke können daher zwei Faustregeln zur Orientierung helfen: Wer zwei Etagen Treppen steigen kann, darf Sex haben. Dies gilt analog auch für andere Belastungen wie zum Beispiel längere Flugreisen oder eine moderate Bergtour. Wichtig ist, dies gilt nur, solange man dabei seinen gesunden Menschenverstand nicht ausschaltet. Denn die zweite Regel für Herzkranke lautet: Nichts übertreiben! Wenn man bei einer belastenden Aktivität nicht mehr problemlos sprechen kann, dann ist es zu viel, und es gilt, einen Gang herunterzuschalten.

Sprechen Sie das Thema Sexualität unbedingt bei Ihrer Ärztin oder Ihrem Arzt an. Man kann also viel tun! Die Forschung zeigt eindeutig, dass regelmäßige körperliche Aktivität das akute Risiko dafür vermindert, dass körperliche Belastung – einschließlich Sexualität – einen Herzinfarkt auslöst. Deutlicher gesagt: Regelmäßige Bewegung und körperliches Training verbessern die kardiovaskuläre Belastbarkeit und machen sowohl Alltags- als auch Sexualaktivitäten sicherer. Gesunde Gefäße sind somit eine wichtige Basis, um die vielen positiven Effekte von Sexualität auf die psychische und physische Gesundheit zu erhalten.

Bleiben Sie positiv und leben Sie länger

Natürlich sollten Sie auf Ihre Gesundheit achten, in Zusammenhang mit unserem Thema besonders, wenn es um Cholesterin, Blutzucker und den Blutdruck geht. Aber das bedeutet nicht, dass Sie Ihr Leben von Sorgen oder Ängsten bestimmen lassen sollten. Im Gegenteil: Wer bewusst, aktiv und zuversichtlich lebt, tut seinem Herzen und seinen Gefäßen ebenso etwas Gutes wie durch gesunde Ernährung oder regelmäßige Bewegung. Wenn Sie das Notwendige tun – also auf ausreichend Bewegung, Nichtrauchen, ein normales Körpergewicht und Cholesterin, Blutzucker und den Blutdruck achten –, haben Sie die besten Chancen, gesund alt zu werden.

Studien zeigen eindrücklich, dass Optimismus, Lebensfreude und soziale Verbundenheit das Risiko für Herz-Kreislauf-Erkrankungen deutlich senken können. Gerade bei erhöhtem Cholesterin oder anderen Risikofaktoren ist es wichtig, das eigene Leben nicht in Angst zu verbringen. Sorgen und ständiger Druck erhöhen den Stresspegel und damit wiederum das Risiko für Bluthochdruck und Gefäßveränderungen. Ein aktiver, zuversichtlicher Lebensstil wirkt diesem Kreislauf entgegen. Bewegung an der frischen Luft, gemeinsame Aktivitäten mit anderen und Momente des Lachens sind nicht nur Balsam für die Seele, sondern messbare Medizin für das Herz. Sie selbst halten also viele der wichtigsten Stellschrauben für Ihre Gesundheit in der Hand. Prävention bedeutet nicht Verzicht, sondern bewusste Lebensgestaltung: Ausgewogen essen, sich regelmäßig bewegen, Stress abbauen, Beziehungen pflegen und die Freude am Leben nicht verlieren! Wenn Sie all das beherzigen, dürfen Sie mit Recht optimistisch sein – denn dann tun Sie genau das, was nötig ist, um gesund und aktiv alt zu werden.

HILFE

Register

REGISTER

D

E

F

G

H

I, J

K

L

M

N

O

P, Q

R

S

T

U

V

W

X

Z

Die Stiftung Warentest wurde 1964 auf Beschluss des Deutschen Bundestages gegründet, um Verbraucherinnen und Verbrauchern durch vergleichende Tests von Waren und Dienstleistungen eine unabhängige und objektive Unterstützung zu bieten. Mehr zu unserem Qualitätsanspruch und viele weitere Bücher finden Sie unter www.test.de.

Prof. Dr. med. Ulrich Laufs ist Direktor der Kardiologie am Universitätsklinikum Leipzig und leitet die dortige Lipidambulanz. Er ist unter anderem Vorstandsmitglied der Europäischen Atherosklerosegesellschaft (EAS), der Deutschen Stiftung für Herzforschung und der DACH-Gesellschaft Herz-Kreislauf-Prävention sowie in mehreren Herausgebergremien kardiovaskulärer Fachzeitschriften.

Stiftung Warentest
Lützowplatz 11–13, 10785 Berlin
www.test.de
email@stiftung-warentest.de
USt-IdNr.: DE136725570
Vorständin: Julia Bönisch

ISBN: 978-3-7471-1046-1

Stiftung Warentest

Programmleitung: Niclas Dewitz
Autor: Prof. Dr. med. Ulrich Laufs
Projektleitung: Veronika Schuster
Lektorat: Carsten Tergast, Eva Gößwein
Mitarbeit Lektorat: Merit Niemeitz
Korrektorat: Nicole Woratz, Berlin
Grafik, Satz, Produktion: Annett Hansen
Illustrationen: Annett Hansen (S. 8, 13, 25, 52, 61, 72/73, 83, 117, 130, 151); Christian Königsmann (S. 91, 136)
Bildnachweis: Gettyimages: appleuzr (151), Foto Autor: Gildemeister Fotografie SUK
Verlagsherstellung: Rita Brosius (Ltg.), Romy Alig, Susanne Beeh
Druck: Fromm + Rasch